Hipertensión pulmonar arterial (ascitis) en pollos de engorda

Hipertensión pulmonar arterial (ascitis) en pollos de engorda

Norma Elizabeth Domínguez Avila

Número de Control de la Biblioteca del Congreso de EE. UU.:		2016911395
ISBN:	Tapa Dura	978-1-5065-1543-4
	Tapa Blanda	978-1-5065-1542-7
	Libro Electrónico	978-1-5065-1541-0

Información de la imprenta disponible en la última página.

Fecha de revisión: 14/07/2016

Para realizar pedidos de este libro, contacte con:
Palibrio
1663 Liberty Drive
Suite 200
Bloomington, IN 47403
Gratis desde EE. UU. al 877.407.5847
Gratis desde México al 01.800.288.2243
Gratis desde España al 900.866.949
Desde otro país al +1.812.671.9757
Fax: 01.812.355.1576
ventas@palibrio.com
746107

ÍNDICE

INTRODUCCIÓN

La hipertensión pulmonar arterial es una enfermedad de las pequeñas arterias pulmonares, que se caracteriza por el estrechamiento vascular que conduce a un incremento progresivo en la resistencia vascular pulmonar. Esta resistencia vascular incrementa el esfuerzo del ventrículo derecho, sobrecarga que puede llevar a una falla del mismo. La vasoconstricción, la remodelación de la pared de los vasos pulmonares y la trombosis también contribuyen al incremento de la resistencia vascular pulmonar en la hipertensión pulmonar arterial (Yokoyama, Minamisawa *et al.* 2010).

Se reconoce que la obstrucción de las arterias pulmonares debida a la remodelación vascular es el sello característico en la patogénesis de la hipertensión pulmonar, y que el proceso de la remodelación vascular pulmonar involucra a todas las capas de las paredes de los vasos pulmonares (Lemarie, Tharaux *et al.* 2010).

El síndrome de Hipertensión Arterial Pulmonar (HAP por sus siglas en español) en pollo de engorda (También conocido como ascitis, síndrome ascítico y síndrome de hipertensión pulmonar) puede ser atribuido a desequilibrios entre el gasto cardiaco y la capacidad anatómica de la vasculatura muscular para distribuir cualquier incremento en el flujo sanguíneo, así como a una elevación inadecuada de tono (grado de constricción) mantenido por las arteriolas pulmonares.

Las comparaciones entre pollo de engorda susceptible a la HAP y el resistente a la HAP no revelan diferencias consistentes en el gasto cardiaco, sin embargo el pollo de engorda susceptible a HAP tiene una presión arterial pulmonar alta y mayor resistencia arterial pulmonar comparada con el pollo de engorda resistente a HAP.

Los esfuerzos realizados en la investigación para clarificar las causas de la excesiva resistencia vascular pulmonar, se han enfocado a la evaluación del papel que juegan los mediadores químicos de la vasoconstricción y la vasodilatación, así como también sobre los cambios patológicos (estructurales) que ocurren dentro de las arteriolas pulmonares (remodelación vascular y patología) durante la patogénesis del síndrome de hipertensión arterial pulmonar.

Las evidencias reunidas atribuyen la resistencia excesivamente elevada del flujo sanguíneo en pollo de engorda susceptible al HAP a una inadecuada capacidad vascular pulmonar. Y a un tono vascular excesivo que refleja el predominio de vasoconstrictores sobre vasodilatadores, y a la patología vascular provocada por un estrés hemodinámico excesivo. Existen nuevas evidencias que demuestran que la patogénesis del HAP incluye características de una enfermedad inflamatoria/autoinmune que involucra componentes genéticos multifactoriales, medioambientales y del sistema inmune. Parece ser que la hipertensión arterial pulmonar es multigénica y puede manifestarse en un estrés sensiblemente aberrante, en la función y la regulación del tejido vascular pulmonar, así como las actividades anormales de los componentes del sistema inmune innato y adaptativo. Las principales influencias genéticas y altamente heredables a la susceptibilidad de la HAP han sido comprobadas por numerosos investigadores. Las presiones de selección se centraron rigurosamente a retar la capacidad vascular pulmonar que exponen rápidamente las bases genéticas para la HAP espontanea en pollos de engorda. El mapeo de cromosomas continúa con el objetivo de identificar las regiones asociadas susceptibles para la ascitis, y se han identificado genes candidatos. Las investigaciones genómicas e inmunológicas han generado mayor conocimiento en cuanto a la biológica fundamental de este síndrome.

El factor de crecimiento transformante beta (TGF-β por sus siglas en inglés), es un regulador general de las actividades celulares con múltiples efectos biológicos, cuya identificación ha permitido entender los mecanismos por los cuales las funciones celulares están reguladas en la salud y alteradas en un grupo de enfermedades.

Las señales iniciadas por el TGF-β son de los eventos de señalización más importantes que actualmente están bajo investigación debido a que la señalización de esta súper familia controla un variado y numeroso conjunto de respuestas celulares, que incluyen el desarrollo embrionario, la proliferación y diferenciación celular y la remodelación de la matriz extracelular. Consecuentemente, cuando no están estrictamente controladas, la señalización de los TGF-β puede jugar un papel importante en la patogénesis de enfermedades cardiovasculares como la hipertensión pulmonar (Chen, Liu *et al.* 2010).

I

Síndrome ascítico en pollos de engorda

El síndrome ascítico en parvadas de pollo de engorda se ha visto incrementado a un ritmo alarmante, convirtiéndose en una de las principales causas de mortalidad y de decomisos de canales enteras en todo el mundo. A pesar de las investigaciones sobre el síndrome ascítico hechas durante muchos años, todavía ocasiona grandes pérdidas financieras a los avicultores. Se calcula que de los 40 mil millones de pollo de engorda que anualmente se producen en el mundo, este síndrome se diagnostica en forma constante en un 5%, y puede sobrepasar el 30% en casos severos. El costo para la industria mundial del pollo de engorda por la mortalidad relacionada con el síndrome ascítico se ha calculado que es mayor a los 500 mil millones de dólares al año. En México, en donde se producen alrededor de 1,300 millones de pollos de engorda, se estima que se produce una pérdida de aproximadamente 21 millones de dólares.

El término ascitis se refiere a la acumulación de líquidos en la cavidad abdominal y se le conoce de manera científica como síndrome de hipertensión pulmonar. La ascitis representa un espectro de cambios fisiológicos y metabólicos que conducen a una acumulación excesiva de líquidos en la cavidad abdominal. Estos cambios suceden en respuesta a una serie de factores de la dieta, ambientales y genéticos (Buys, Dewil *et al.* 1998). En realidad la ascitis no es una enfermedad, sino el síndrome resultante de uno o varios cambios fisiológicos que ocasionan un incremento en la producción de la linfa peritoneal o una disminución en la remoción de ésta.

1

En la actualidad, se requieren alrededor de 40 días para que el pollo de engorda alcance un peso de aproximadamente dos kilos, que equivale a la mitad del tiempo que se requería hace 30 años para lograrlo, lo cual significa que la edad de los pollos de engorda al sacrificio se ha reducido a razón de un día por año. Bajo estas nuevas condiciones, como resultado de las diferencias en el crecimiento alométrico del organismo se pueden generar fallas cardíacas, ya que mientras crecen rápidamente los músculos y los intestinos, ambos tejidos altamente demandantes de oxígeno, lo hacen más despacio el esqueleto y el sistema cardiovascular, este último responsable de movilizar la sangre necesaria para satisfacer las necesidades nutricionales y respiratorias de todo el organismo. El incremento en la demanda general de oxígeno como consecuencia del rápido crecimiento del organismo supera la capacidad fisiológica del sistema circulatorio y que puede manifestarse en una hipertensión pulmonar (Akhlaghi, Zamiri *et al.* 2012).

De esta forma, se plantea un problema en el cual, la selección genética ha dado lugar a un desajuste entre la demanda de los tejidos del sistema músculo esquelético del pollo hacia el sistema cardio-respiratorio y su capacidad de satisfacerla, al reducirse el margen de seguridad con que opera este último para responder ante situaciones emergentes, tiene que trabajar al límite de su capacidad aún en condiciones consideradas como normales, de modo que, ante situaciones de estrés su capacidad de respuesta circulatoria se verá limitada.

Se ha demostrado en pollos machos que un incremento primario en la resistencia vascular pulmonar, efectuado por la oclusión permanente de la arteria pulmonar derecha, inicia una progresión fisiopatológica dirigida al síndrome de hipertensión pulmonar (Closter, van As *et al.* 2012). Una oclusión de la arteria pulmonar derecha fuerza al ventrículo derecho a incrementar la presión arterial pulmonar izquierda para propulsar el gasto cardiaco a través de los vasos sanguíneos del pulmón no obstruido (Wideman, Chapman *et al.* 2007).

La patogénesis de la hipertensión pulmonar deriva de una sobrecarga de presión sobre el ventrículo derecho que provoca una hipertrofia ventricular y una insuficiencia valvular, esto incrementa la presión y ocasiona una sobrecarga del volumen que dilata al ventrículo y en ocasiones se traduce en una insuficiencia cardiaca congestiva derecha con la hepatomegalia y ascitis consecuentes (Hamal, Wideman et al. 2010). Las cualidades estructurales del aparato respiratorio y circulatorio del pollo actúan como factores que restringen la capacidad de satisfacer la necesidad de oxigenación en un animal de crecimiento rápido y demandas metabólicas elevadas, debido a que cuando se requiere un mayor flujo sanguíneo para satisfacerlas sus capilares sanguíneos y aéreos forman un entramado rígido que limita la expansión de los capilares sanguíneos. Esta limitación fisiológica en la extensión de la ventilación pulmonar afecta la capacidad del ave para oxigenar adecuadamente su hemoglobina. El desacoplamiento resultante entre la ventilación pulmonar y la perfusión de oxígeno a los tejidos puede ocurrir antes o después de la eclosión (Lorenzoni, Anthony et al. 2008).

Predisposición fisiológica al Síndrome Ascítico

La necesidad de incrementar el flujo sanguíneo para proporcionar el oxígeno requerido para satisfacer el intenso metabolismo de las estirpes de pollos de rápido crecimiento, aunada a las limitaciones estructurales del aparato respiratorio y circulatorio de estos animales, provoca un aumento en la presión sanguínea necesaria para impulsar a la sangre a través de los capilares, lo cual causa hipertensión pulmonar. Eventualmente, este incremento en la sobrecarga del lado derecho del corazón resulta en casos esporádicos de falla ventricular derecha y ascitis (Cheitlin, Sokolow et al. 1993). La membrana respiratoria es el conjunto de estratos tisulares y sustancias de cemento intercelular que los gases respiratorios deben atravesar en ambas direcciones, al transitar, por un fenómeno de difusión pasiva, entre la hemoglobina de los eritrocitos y el aire presente en los alvéolos. La eficiencia de este transporte se da en una relación inversa al grosor de esta membrana. En comparación con otras aves, los pollos tienen una membrana respiratoria más gruesa. Adicionalmente, las estirpes de pollos de engorda tienen una membrana respiratoria de mayor grosor que las aves destinadas a la postura como las de tipo Leghorn. Como consecuencia, la habilidad de los pollos de engorda para oxigenar su hemoglobina puede no ser tan eficiente como en las otras aves.

Por otra parte, investigaciones realizadas sobre el nivel de saturación del oxígeno en la hemoglobina indican que en los pollos productores de carne, aquellos de crecimiento rápido tienen una saturación de oxígeno menor en comparación con los de crecimiento lento. Esos resultados sugieren que, aún a bajas altitudes, algunas estirpes de pollos productores de carne no están oxigenando totalmente su hemoglobina, lo que puede ser el resultado de un aumento en la velocidad del flujo sanguíneo a través del lecho capilar pulmonar, evitando que la hemoglobina tenga el tiempo mínimo necesario para saturarse de oxigeno (Julian, 2000).

Cuando se están examinando los factores anatómicos y fisiológicos que predisponen la ascitis inducida por la hipertensión pulmonar o síndrome ascítico, es importante distinguir entre las causas de hipertensión pulmonar, ya sea las que actúan como factores desencadenantes del síndrome ascítico de aquellos signos o las lesiones que resultan de la propia hipertensión pulmonar y la falla ventricular derecha subsiguiente. La secuencia de eventos que provoca el síndrome ascítico, inicia con un déficit de oxígeno para el metabolismo, lo cual estimula un aumento en el gasto cardiaco que ocasiona a su vez un incremento en la presión de los vasos sanguíneos pulmonares. Esto resulta en una mayor carga de presión sobre la pared del ventrículo derecho, cuyas células musculares responden fortaleciéndose mediante hipertrofia, al agregar sarcómeros en paralelo que a fin de cuentas tornan más gruesa la pared. El fortalecimiento de la pared incrementa entonces la presión sanguínea en las arterias, las arteriolas y los capilares pulmonares. En esta etapa algunos pollos desarrollan edema pulmonar y mueren.

La hipertrofia aumenta al continuar elevándose la carga de presión sobre la masa ventricular derecha y se fuerza a la sangre a pasar través del pulmón a una mayor velocidad. Por otra parte, la válvula atrio-ventricular derecha, que normalmente es un ala flexible y plegable, constituida por fibras de la pared ventricular, también se hipertrofia y engruesa, perdiendo sus cualidades para sellar herméticamente la cavidad. Esta falla valvular y la creciente presión de retorno debida a la congestión de las arterias pulmonares, provoca filtraciones y reflujos que generan una insuficiencia cardiaca congestiva pasiva. Debido a lo anterior, la válvula, ahora permeable, añade una sobrecarga de volumen a la sobrecarga de presión y el ventrículo derecho se dilata, con las células de su pared muscular hipertrofiándose más (Julian, 2000).

El incremento en el volumen sanguíneo eleva la sobrecarga de presión hasta que ocurre la insuficiencia valvular, causando un descenso en el rendimiento cardiaco e hipertensión pulmonar, con un aumento considerable en la presión del atrio derecho que se continúa hacia el seno venoso, la vena cava y la vena porta. Esto aumenta la presión en los sinusoides hepáticos y causa una filtración o extravasación de plasma del hígado dentro de los espacios hepato-peritoneales que se manifiesta por ascitis (Currie,1999).

La filtración o extravasación y el incremento en la presión venosa por la insuficiencia cardiaca congestiva pasiva, provoca un riego sanguíneo tisular deficiente que agrava la hipoxemia e hipoxia tisular, ante lo cual, los riñones responden con la producción de eritropoyetina.

El compromiso circulatorio resulta en una hipoxia tisular que puede manifestarse en la piel y los tejidos como una cianosis. La presión de reflujo produce una congestión venosa manifiesta en la dilatación y prominencia de los vasos más superficiales, mientras que la isquemia en el músculo cardiaco resulta en daño por hipoxia y finalmente, en una falla ventricular derecha. Al reducirse el rendimiento cardiaco y empeorar la hipoxia tisular, el ventrículo izquierdo pierde masa muscular, su pared se adelgaza y se atrofia, las válvulas se engruesan y las cámaras se agrandan. La sobrecarga de trabajo y la hipoxia del tejido ocasionada por la falla circulatoria local dañan al músculo cardiaco más que la hipoxia tisular general, la que por su parte estimula un incremento en el gasto cardiaco y desencadena la hipertensión pulmonar.

Los detonantes del síndrome ascítico

Los factores desencadenantes del síndrome ascítico son aquellos que incrementan el flujo sanguíneo, o la resistencia del flujo sanguíneo en el pulmón, en un grado suficiente para causar hipertensión pulmonar. Todos los demás signos y lesiones consecuentes, tales como, la hipertrofia de la pared del ventrículo derecho y los músculos de las arterias pulmonares, la producción de la troponina cardiaca y otros cambios cardiacos, incrementan los niveles de radicales libres, sustancias altamente oxidantes de gran capacidad lesiva para los tejidos (Maxwell, Alexander *et al.* 1995).

La lesión crónica de los vasos sanguíneos pulmonares ocasiona una hipertensión pulmonar sostenida (Chapman and Wideman, 2002). Durante la última década se ha estudiado con atención papel biológico del óxido nítrico endógeno, habiéndose demostrado su papel en diversas funciones fisiológicas que incluyen la regulación del tono vascular y el crecimiento de las células mesenquimatosas, así como su papel en la circulación pulmonar normal e hipertensiva (Hampl and Herget, 2000).

Hay evidencias de que en la hipertensión pulmonar, el factor desencadenante de la remodelación de las arterias pulmonares periféricas es un daño de naturaleza oxidativa que lesiona la pared vascular (Villar-Patino, Diaz-Cruz *et al.* 2002). Esta lesión puede empeorar por el óxido nítrico. La combinación del incremento en la producción de óxido nítrico con los radicales derivados del oxígeno que normalmente se incrementan durante la hipertensión pulmonar, puede llegar a producir compuestos altamente reactivos como el peroxinitrito y sus metabolitos, agentes oxidantes cuyo metabolismo es poco controlado por los mecanismos de defensa antioxidante. La relación entre los niveles tisulares locales de óxido nítrico y de radicales libres determina si el primero tendrá un efecto protector o adverso. En la hipertensión pulmonar crónica, el balance entre ambos es inestable y los mecanismos compensatorios celulares se pueden agotar fácilmente. Esto puede ocurrir con mayor facilidad durante los ataques agudos de enfermedades infecciosas respiratorias, las cuales interrumpen las labores de reparación tisular (Hampl and Herget 2000). Por otra parte, como resultado de la hipertensión pulmonar ocurren lesiones en las válvulas cardiacas que se traducen en insuficiencia valvular y en falla ventricular. Estas lesiones son consecuencia del síndrome de hipertensión pulmonar y no sus agentes causales.

Detonantes fisiológicos del síndrome ascítico

En la avicultura moderna, las mejoras con base en la selección genética han dado como resultado "el pollo moderno", caracterizado por lograr cada año un incremento del 5% en su tasa de crecimiento (Julian 2000). Esta capacidad de rápido crecimiento se considera la razón primordial del marcado incremento de casos del síndrome ascítico, ya que se genera un desfase alométrico en el ritmo de crecimiento de los diferentes aparatos y sistemas, de modo que se logra el incremento de la masa muscular sin que tenga lugar un aumento comparable en el tamaño de otros órganos corporales como el corazón y los pulmones. En el incremento de la incidencia de la ascitis están asociadas las modificaciones anatómicas que caracterizan al pollo moderno: una estatura corta que favorece la producción de masas musculares, con una pechuga grande y pesada que aumenta la presión del contenido abdominal sobre los sacos aéreos; con pulmones, que son firmes y pequeños en relación con el peso corporal total, además de encontrarse relativamente adosados a la cavidad torácica, lo cual limita su capacidad de expansión (Dunnington, Siegel *et al.* 1996).

La estructura del sistema respiratorio de las aves es única entre los vertebrados, con pequeños pulmones que no cambian de volumen durante la respiración y nueve grandes sacos aéreos que actúan como fuelles para ventilar a los pulmones pero que no participan directamente en el intercambio de gas (Cheitlin, Sokolow *et al.* 1993). El volumen total del sistema respiratorio en un ave (pulmones y sacos aéreos) es más grande que en aquellos mamíferos comparables con su tamaño (15 vs. 7% del volumen corporal), pero el pulmón de las aves por sí mismo es más pequeño (1 al 3% del volumen corporal (Julian 2000). Aparentemente durante su evolución, las aves segregaron las funciones de intercambio gaseoso y ventilación y el pulmón como órgano respiratorio fue subdividido dentro de pequeñas unidades funcionales para incrementar el intercambio de gas en el área de superficie. La cavidad torácica de las aves no posee diafragma que lo separe funcionalmente de la cavidad abdominal, la falta de espacio que limita el flujo sanguíneo a través de los pulmones es un factor importante en el síndrome ascítico, y esto ha sido influenciado por la genética (Herenda and Franco 1996). De esta forma, del mismo modo que se generó el problema, éste puede resolverse y reducir el síndrome ascítico seleccionando los animales para la producción con una mayor capacidad pulmonar (Malan, Scheele *et al.* 2003).

Para que la función cardiaca se realice apropiadamente es necesario un suministro adecuado de oxígeno. Durante la evolución de los vertebrados este suministro ha operado como una fuerza de presión selectiva para el diseño del sistema cardio-respiratorio ya que en todos los vertebrados, el miocardio tiene un metabolismo aeróbico que es deprimido por la hipoxia y la acidosis, factores que al actuar conjuntamente potencian sus efectos depresores y actúan como una poderosa fuente de selección. En el síndrome ascítico en los pollos, el factor desencadenante más crítico es la insatisfacción de requerimiento de oxígeno. El elevado gasto cardiaco asociado con las altas demandas de oxigeno incrementa la presión y el flujo sanguíneo a través de los pulmones. A bajas altitudes, en las etapas tempranas de la vida del pollo de engorda actual, los pulmones pueden tolerar algún aumento en el flujo y la hipertensión pulmonar, generalmente no es un problema sino hasta después de los 28 días de edad cuando se traspasa el límite de tolerancia y la demanda de oxigeno supera a la capacidad pulmonar para satisfacerla, por lo que es posible producir pollos sin que desarrollen el síndrome ascítico, y esto es posible si los requerimiento de oxigeno se reducen mediante la disminución de la velocidad de crecimiento, lo cual implica una menor demanda de oxígeno.

Factores genéticos que incrementan el requerimiento de oxígeno

En el síndrome ascítico, la velocidad de crecimiento está determinada por factores genéticos y tiene una influencia muy importante sobre los requerimientos de oxígeno, los que a su vez, condicionan la tasa metabólica, la producción de calor y el gasto cardiaco, por lo cual todos estos factores están estrechamente vinculados. Entre ellos se encuentran la tasa metabólica que guarda una estrecha relación con el nivel de actividad de la glándula tiroides que es quien la regula (Luger, Shinder *et al.* 2002). A nivel experimental el síndrome ascítico puede inducirse por la administración de triyodotironina (Decuypere, Vega *et al.* 1994). El tipo de músculo en el pollo, el cual es blanco, puede tener un requerimiento más alto de oxígeno que el músculo oscuro debido a que este último cuenta con una reserva de oxígeno en la mioglobina (Lubritz, Smith *et al.* 1995). Los pollos machos son más propensos que las hembras al síndrome ascítico y los pollos de engorda son más sensibles a este padecimiento que los de la raza Leghorn (Cisar, Balog *et al.* 2003).

El aumento súbito del síndrome ascítico también se ha asociado con el consumo de raciones en forma de pellet con altas concentraciones de proteína y energía, necesarias para satisfacer las demandas impuestas por el rápido ritmo de desarrollo y la eficiente conversión alimenticia.

El mejoramiento en la eficiencia alimenticia debe reducir la tasa metabólica y el consumo de oxígeno. Por lo que para reducir el síndrome ascítico e incrementar la rentabilidad del pollo de engorda se debería poner más énfasis sobre la selección genética para la eficiencia alimenticia y menos sobre la tasa de crecimiento (Julian 2000).

Factores no genéticos que incrementan el requerimiento de oxígeno.

La exposición de los pollos a bajas temperaturas (10 a 15° C) les exige una mayor producción de calor metabólico, lo cual los predispone al síndrome ascítico al incrementar el gasto cardiaco necesario para soportar el esfuerzo de termorregulación fisiológica. La exposición al frío causa hemoconcentración, incrementa la viscosidad y la presión sanguínea. Además, en un ambiente frío la tasa metabólica se eleva para incrementar la producción de calor y de esta forma mantener la temperatura corporal dentro de los límites fisiológicos. Por consiguiente, en las explotaciones avícolas ubicadas en climas templados donde se utilizan casetas con ventilación natural, abiertas a los lados y no aisladas, la exposición al frío es considerada como el factor secundario más importante que puede desencadenar el síndrome ascítico (Fedde and Wideman 1996).

En explotaciones situadas a grandes altitudes sobre el nivel del mar en los climas tropicales y subtropicales, el frío nocturno también es considerado como un factor desencadenante adicional importante. Ya que a temperaturas bajas mejora la tasa de crecimiento, esto también influye incrementando el síndrome ascítico. Así, ha observado que cuando los pollos son expuestos a un clima frío antes del sexto día de edad, puede afectarse por varias semanas su tasa metabólica e incrementarse en consecuencia el síndrome ascítico (Julian 2000).

La exposición de los pollitos al calor excesivo arriba de los 28°C antes del sexto día de edad puede influir por varias semanas sobre su tasa metabólica (De Basilio, Vilarino et al. 2001). El calor eleva la tasa metabólica, pero a su vez, en pollos entre las cuatro y las seis semanas de edad deprime el consumo de alimento y la tasa metabólica. (Deeb, Shlosberg et al. 2002).

La ascitis producto de la hipertensión es una patología que se ha relacionado con altitudes considerablemente elevadas sobre el nivel del mar y que puede prevenirse fácilmente restringiendo la tasa de crecimiento (Acar, Patterson et al. 2001). Es posible que algunas estirpes de pollos para producción de carne hayan llegado al límite fisiológico en su capacidad pulmonar para oxigenar la sangre, lo que condiciona que, los futuros mejoramientos genéticos sobre la tasa de crecimiento sólo sean posibles si es mejorada esta capacidad.

La ascitis que se presenta en altitudes sobre el nivel del mar (800 metros sobre el nivel del mar) y a altitudes mayores, es un problema mucho más severo debido a la policitemia inducida por la hipoxia, pero estos efectos también pueden reducirse mediante una restricción de la tasa del crecimiento. En el pollo utilizado para la producción de carne el síndrome ascítico es el resultado de la insuficiente capacidad de su lecho capilar pulmonar, entonces todos los factores secundarios que puedan afectar el flujo sanguíneo a través de esos capilares serán considerados como predisponentes. La restricción en las arterias pulmonares o en las arterias musculares y las parcialmente muscularizadas que conducen a los capilares, no debería provocar hipertensión pulmonar a menos que la restricción fuera mayor que en el lecho pulmonar. La altitud es una causa importante del síndrome ascítico en muchos países, la hipoxia aguda incrementa la hipertensión pulmonar probablemente por un efecto vasoconstrictor inmediato. (Owen, Wideman et al. 1995). La presión parcial de oxígeno disminuye con el incremento de la altitud. Al nivel del mar, el oxígeno constituye el 20.9% de la atmósfera. El porcentaje equivalente del oxígeno baja aproximadamente 1% por cada 500 metros de incremento en altitud. Por otra parte, la habilidad de los pollos para oxigenar su hemoglobina totalmente así como el paso de los eritrocitos a través del pulmón depende de: el tiempo de tránsito en el pulmón, la afinidad del oxígeno por la hemoglobina, el grosor de la barrera aire-hemoglobina y, particularmente, de la presión parcial (el porcentaje) de oxígeno en el aire (Beker, Vanhooser *et al.* 2003).

Algunos tipos de pollos son más eficientes que otros en el uso del oxígeno y lo movilizan más fácilmente del aire a la sangre y a los tejidos, así, los pollos de raza Leghorn pueden ser capaces de oxigenar su hemoglobina a 15% (2500 a 3000 metros) (Mirsalimi, Julian *et al.* 1993) pero algunos pollos de engorda tienen los niveles de oxígeno arterial sanguíneo bajos (20.9% de oxígeno) aún a bajas altitudes, quizás por el tiempo de tránsito demasiado rápido. Esto significa que cualquier incremento en la altitud, o la reducción en el nivel de oxígeno, podrían incrementar el síndrome ascítico por la policitemia, y el consecuente aumento de la viscosidad sanguínea. Así, se ha reportado que los pollos criados sobre los 800 metros sobre el nivel del mar en Canadá y otros países como México tienen un incremento en el síndrome ascítico (Beker, Vanhooser *et al.* 2003).

Algunas investigaciones han demostrado que los pollos criados en una cámara hipobárica equivalente a 1000 metros sobre el nivel del mar llegan a presentar una policitemia como aquellos que se encuentran a 1500 y 2000 metros sobre el nivel del mar, y que la hipoxia intermitente puede causar el síndrome ascítico (Julian 2000).

Un incremento rápido en el ritmo de desarrollo y en la conversión alimenticia se ha asociado con el aumento súbito del síndrome de hipertensión pulmonar (Acar, Patterson *et al.* 2001). Para obtener un crecimiento más rápido, de pollos pesados con una buena conversión alimenticia se requiere de una alimentación en donde la forma de presentación del alimento en forma de pellet más concentrada y rica en calorías que aporta todos los nutrientes requeridos para un rápido crecimiento y favorece una ingestión elevada de nutrientes por cada gramo de alimento consumido (Shlosberg, Pano et al. 1992), influye para que aumente la tasa metabólica y por lo tanto, los requerimientos de oxígeno para que realice la digestión.

El reemplazo de algunos carbohidratos con grasa de origen vegetal reduce los requerimientos de oxígeno, particularmente en climas calurosos, mientras que, para su metabolismo, la proteína tiene un alto requerimiento de oxígeno. El oxígeno se requiere también para la conversión del exceso de proteína a energía y para la excreción de desechos proteínicos. El incremento en la incidencia del síndrome ascítico se ha asociado con el consumo de algunos nutrientes en particular, tales como la harina de carne y los subproductos de las aves, ya que estos incrementan la tasa metabólica, lo mismo que las raciones altas en proteína y muy concentradas como las peletizadas (Bennett, Classen et al. 2002)

Por otra parte, las dietas con altas concentraciones de cloruros ocasionan acidosis y reducen la afinidad de la hemoglobina con el oxígeno, esto produce condiciones de hipoxia que a su vez es un factor desencadenante del síndrome ascítico (Wideman, Maynard et al. 1999; Squires and Julian 2001). Por último, las deficiencias nutricionales que resultan en raquitismo severo, debilitan las costillas e interfieren con la respiración. La hipoxia hipoxemica resultante causa policitemia y e incrementa la viscosidad sanguínea, causando el síndrome ascítico. La deficiencia de fósforo puede reducir también la liberación del oxígeno de la hemoglobina (Julian 2000).

Las prácticas de manejo que estimulan el crecimiento rápido (manejo de una sola edad, con el sistema todo dentro-todo fuera en las granjas) son detonantes importantes del síndrome ascítico. Existe una relación entre el manejo y los detonantes del ambiente para el síndrome ascítico ya que el ambiente de la caseta es consecuencia del manejo que se realiza. Las esporas inhaladas de una cama con hongos o de la incubadora causan daño pulmonar y ocasiona el síndrome ascítico, generalmente en pollos jóvenes (Julian and Goryo 1990). Por otra parte, las altas cantidades de humedad en la cama son predisponentes a la acumulación de amoniaco, el que causa problemas de tipo respiratorio, pudiendo ser un detonante al síndrome ascítico (Anthony, Balog et al. 1994).

La luz también ocasiona el síndrome ascítico, ya que aumenta el consumo de alimento principalmente en los programas de manejo de 23 horas luz por una de obscuridad. La luz natural del día con un período de obscuridad reducirá el síndrome ascítico (Hassanzadeh, Bozorgmerifard *et al.* 2000). Como consecuencia, existen programas de iluminación intermitente que equivalen a un sistema de restricción alimenticia, sin embargo se sigue investigando a cerca del número de horas ideal de restricción alimenticia que no afecte negativamente el rendimiento del pollo (Hassanzadeh, Fard *et al.* 2003).

Como ya se discutió anteriormente, la exposición al frío y al calor moderado asociados con la ventilación incrementan el metabolismo y el síndrome ascítico. La reducción en los niveles de oxígeno también incrementan el síndrome ascítico, pero la mayoría de los reportes del síndrome ascítico asociado con la pobre ventilación no indican los niveles de oxígeno (Bendheim, Berman *et al.* 1992). Por último, se considera que el frío, más que la ventilación, es uno de los más importantes causantes del síndrome ascítico así que es necesario que los pollos se mantengan bajo una temperatura adecuada a su edad, reduciendo la ventilación durante tiempo de frío (Julian 2000).

Se ha demostrado que la presencia de endotoxinas de *Salmonela typhimurium* y *Enterococcus faecalis* causan una respuesta pulmonar hipertensiva debido al desarrollo de un proceso inflamatorio dentro del parénquima pulmonar en los pollos de engorda. Así como también la asociación de la infección causada por el virus de la leukosis aviar con el desarrollo de la hipertensión pulmonar (Stedman and Brown 2002; Tankson, Thaxton *et al.* 2002).

Después de la ovoposición, el huevo y el embrión pueden estar expuestos a uno o varios factores estresantes del medioambiente, (Bloom 1998) en la producción avícola, esto involucra fluctuaciones en la temperatura, trauma físico, almacenamiento frío, aplicación de desinfectantes, así como también la exposición a drogas y contaminantes depositados dentro del huevo durante su maduración en la gallina, (Bloom 1998) durante el desarrollo extrauterino del embrión, el cascarón del huevo protege al contenido del ambiente microbiano y controla el intercambio de agua y gases a través de los poros. Si bien el pico de la incidencia del síndrome ascítico ocurre entre la quinta y la sexta semana de edad del periodo de crecimiento, la etiología de la enfermedad se puede remontar a etapas más tempranas, aún al estado embrionario (Hincke, Nys *et al.* 2012).

Ya que el embrión del pollo consume 60% más oxígeno entre el comienzo de la respiración pulmonar y la eclosión, comparado con estadíos tempranos, es posible que se presente una escasez de oxígeno durante esta etapa. Sin embargo, una reducción en el periodo tardío prenatal y perinatal podría aminorar esta situación hipóxica (Ancel and Visschedijk 1993).

Un nivel elevado de CO_2 en el aire celular es un mecanismo "detonante" para que se produzca la eclosión. Se ha demostrado que los huevos incubados en un medioambiente alto en CO_2 (0.4%) a partir del día 14 hasta el 19, eclosionan más temprano que aquellos que se incuban en un medioambiente con niveles normales de CO_2 (0.02%) (Hassanzadeh, Buyse *et al.* 2002). Además, los pollos que fueron incubados en un medioambiente con elevadas concentraciones de CO_2 mostraron una incidencia baja de ascitis durante el periodo de crecimiento (Buys, Dewil *et al.* 1998).

También se ha reportado que la reducción en la conducción del cascarón del huevo durante la incubación produce una hipoxia embrionaria y conduce a cambios en la hematología e histopatología del corazón de los pollos de un día de edad similares a las lesiones observadas en los pollos de cinco semanas de edad que presentan síndrome ascítico. Esta reducción en la conducción impone cambios hemodinámicos y ajustes o adaptaciones por la membrana corioalantoidea, el corazón y los pulmones en respuesta al estrés por hipoxia. Se sugiere que al acercarse el momento de la eclosión, una pérdida de la sincronía en el tiempo del desarrollo pulmonar cuando el flujo sanguíneo es desviado desde la membrana corioalantoidea hacia el pulmón podría tornarse crítica. Además debido a que el sistema capilar del embrión se desarrolla rápidamente durante los últimos tres días de la incubación, una reducción total en el crecimiento, ocasionada por la hipoxia embrionaria, combinada con la limitación cardiaca a través de un flujo sanguíneo subdesarrollado que provoca una vascularización inmadura y una vascularización pulmonar altamente resistente, puede terminar en una hipertensión pulmonar y en estrés cardiaco (Odom, Rosenbaum *et al.* 1995).

Los cambios adaptativos para rectificar una desigualdad fisiológica entre las demandas de oxígeno contra la capacidad de distribución durante una incubación hipóxica, pueden predisponer al pollito recién nacido al síndrome de hipertensión pulmonar. Las evidencias adicionales de una conexión entre las condiciones de la incubación y el estrés cardiaco provienen de observaciones que se llevaron a cabo en los Estados Unidos y México, en donde se obtuvieron consistentemente agrandamientos ventriculares derechos en el 10 al 50% de la población de pollitos de un día de edad (Odom, Rosenbaum *et al.* 1992). Existe el potencial para que durante la incubación y el desarrollo del pollo se afecte el desarrollo de la vascularización pulmonar. Esto podría predisponer al ave a desarrollar ascitis. Los estudios sobre las condiciones de incubación han demostrado que, al día 18, en los huevos de una estirpe sensitiva a la ascitis, el aire de las células contiene presiones más bajas de oxígeno y presiones más altas de dióxido de carbono que en los huevos de las estirpes resistentes a la ascitis (Olkowski, Abbott *et al.* 2005). Además de esto, las aves sensitivas a la ascitis toman más tiempo para eclosionar, probablemente a consecuencia de que la hipoxia experimentada durante la incubación persiste durante todo el proceso de la eclosión, afectando el desempeño del pollo (De Smit, Bruggeman *et al.* 2008).

Factores fisiológicos y fisicoquímica sanguínea en la ascitis

La viscosidad de la sangre es una propiedad asociada al porcentaje de eritrocitos circulantes y a la cantidad de hemoglobina que contengan. Las características sanguíneas de las aves difieren de las de los mamíferos en que los eritrocitos son ovalados y con núcleo, los trombocitos son nucleados y son tan grandes como los leucocitos, el nivel de glucosa sanguínea es característicamente el doble que el de los mamíferos, y el contenido de proteína plasmática es sustancialmente más bajo (Mirsalimi, O'Brien *et al.* 1992). La suspensión de células (principalmente los eritrocitos) en una fase fluida homogénea (el plasma) confiere propiedades únicas al fluido resultante, ya que la viscosidad aparente de la sangre varía en función de su hematocrito, y en el lecho capilar y los vasos precapilares la viscosidad está influenciada también por el diámetro de los vasos, esto significa que a mayor valor de hematocrito será mayor la viscosidad sanguínea.

Existe una relación directa entre el valor del hematocrito y la viscosidad sanguínea cuyo incremento, en altitudes mayores a los 2,500 metros sobre el nivel del mar, se considera como la causa primaria del síndrome ascítico asociado a la altitud. La hipoxemia estimula en el riñón la producción de eritropoyetina, la cual induce en la médula ósea una mayor actividad en la producción de glóbulos rojos que se traduce en policitemia, con la cual se incrementa el valor del hematocrito y por ende aumenta la viscosidad sanguínea (Fedde and Wideman 1996).

Otras condiciones como el raquitismo, la desnutrición y el daño pulmonar pueden ocasionar hipoxia y eventualmente desencadenar el síndrome ascítico por el aumento de la viscosidad sanguínea. La viscosidad sanguínea también puede incrementarse en respuesta a otros factores diversos como los altos niveles de cobalto (Diaz, Julian et al. 1994), que inducen a una policitemia, o como la exposición a bajas temperaturas que debido a la pérdida de fluido dentro de los tejidos intersticiales producen hemoconcentración y llegan a causar el síndrome ascítico.

En las ratas y los humanos, el incremento en la viscosidad sanguínea es responsable del 30% de la hipertensión pulmonar causada por hipoxia hipoxémica. En el caso de la hipertensión pulmonar en los pollos productores de carne, el incremento en la viscosidad sanguínea puede ser un factor predisponente de gran importancia dado que, en comparación con los mamíferos las aves tienen los capilares sanguíneos más pequeños y rígidos y los eritrocitos son células que poseen grandes núcleos y con menor capacidad de deformarse; factores que en conjunto, aumentan la resistencia al flujo capilar y disminuyen la capacidad de acomodamiento de volúmenes excedentes de líquido en el sistema circulatorio con la consiguiente hipertensión.

Los eritrocitos maduros de las aves tienen un núcleo posicionado en el centro de una célula corporal ovoide, y tienden a ser más grandes que los de los mamíferos. Su longitud fluctúa de 14.0 a 15.7 μm y una anchura de 7.5 a 7.9 μm, rindiendo un radio de longitud a anchura de 1.5 a 2.0. Su núcleo es también ovoide, con una fluctuación en su proporción de longitud de 1.8 a 3. Por lo tanto el núcleo tiene una forma más alargada y este puede ser un factor importante para determinar la magnitud de deformación de los eritrocitos, cuando estas células viajan a través de los capilares. La forma ovalada de las células se considera importante con respecto de algunas diferencias observadas en las propiedades reológicas en comparación de aquellas observadas en la sangre de los mamíferos. El núcleo de los eritrocitos de las aves los hace comparativamente más rígidos que los de los mamíferos. Este factor aunado con su forma, afecta su capacidad de deformación y su patrón de flujo en el pulmón (Julian 2000).

Los eritrocitos de los pollos jóvenes son de gran tamaño y sobreviven aproximadamente 40 días. Los pulmones de las aves están relativamente fijos en la cavidad corporal, por lo cual su nivel de expansión y contracción durante la respiración es comparativamente menor que en los mamíferos. Los vasos sanguíneos pulmonares y los capilares aéreos forman una red relativamente firme. Los pequeños capilares sanguíneos no se pueden dilatar con facilidad para ajustarse a los poco deformables eritrocitos cuando la sangre es más viscosa o existe algún incremento en el flujo sanguíneo (Currie 1999).

El incremento de la rigidez de los eritrocitos es un factor importante en el síndrome ascítico, ya que los eritrocitos se doblan o pliegan para acomodarse y pasar a través de los capilares pulmonares. Los pollos pueden presentar hipertensión pulmonar luego de la ingestión de sodio en el alimento o en el agua en concentraciones que no resultan tóxicas para los mamíferos, debido principalmente a un efecto que reduce la capacidad de sus eritrocitos para deformarse, por ello se considera a este mecanismo de gran importancia para provocar el síndrome ascítico (Ekanayake, Silva *et al.* 2004).

La capacidad de los eritrocitos para deformarse puede disminuir por varios factores que los tornan rígidos, estos incluyen la hipoxemia, el envejecimiento del eritrocito, la concentración elevada de hemoglobina y la reducción en la flexibilidad de la membrana. También la permeabilidad de la membrana puede afectar su capacidad para deformarse. Por otra parte, el síndrome ascítico puede reducirse con el consumo de los ácidos grasos de cadena larga y los ácidos grasos omega-3 quienes pueden incrementar esta capacidad de deformación, así como con el consumo de antioxidantes que pueden afectar positivamente la permeabilidad de la membrana (Villar-Patino, Diaz-Cruz *et al.* 2002).

La hemoglobina es un pigmento respiratorio; los pigmentos respiratorios son moléculas complejas, de alto peso molecular, derivadas de la porfirina y poseen un núcleo metálico; cumplen la función de facilitar el transporte de gases. Los eritrocitos sintetizan la hemoglobina durante su fase de maduración, la célula y el pigmento constituyen una unidad funcional, ya que la capacidad de la hemoglobina para combinarse con el oxígeno dentro y fuera del glóbulo es diferente. En su conjunto, los glóbulos rojos, tanto los de la medula ósea como los circulantes, se denominan eritrón y su número depende del oxígeno tisular, observándose que cuando cuándo hay hipoxia, el tamaño de eritrón aumenta (Currie 1999).

En los mamíferos la formación de los glóbulos rojos ocurre en la medula ósea de los huesos largos, las costillas y el esternón, así como en el hígado del feto y del recién nacido; en el adulto esta función se limita a las costillas, el esternón, las vértebras y huesos largos; sin embargo, si se presenta hipoxia por insuficiencia respiratoria, debida a grandes altitudes, se desarrolla la función eritropoyética en todos los huesos y el hígado (Baghbanzadeh and Decuypere 2008).

Cuando se somete a los animales a baja tensión de oxígeno, como sucede en lugares con grandes altitudes sobre el nivel del mar, aumenta la maduración y la salida de los glóbulos rojos de la médula ósea hacia la circulación; si por el contrario, se aumenta el hematocrito mediante transfusiones, disminuye la producción de los mismos. Estos cambios son regulados por un complejo estimulante que se denomina eritropoyetina. Esta hormona es una glucoproteína con un peso molecular de 23,000 a 46,000 daltons aunque el tamaño de la porción activa de la molécula no se conoce. La hormona activa está constituida por una fracción eritropoyética renal, que se une con una proteína plasmática que posiblemente se sintetiza en el hígado (Yersin, Huff *et al.* 1992).

El riñón es el principal órgano, pero no el único, que produce eritrogenina o factor renal, puesto que en animales nefrectomizados o enfermos de insuficiencia renal grave se observó una recuperación de la eritropoyesis mientras se mantuvieron vivos. El sitio de producción del factor renal de la eritropoyetina probablemente es el aparato yuxtaglomerular. La eritropoyetina regula las variaciones diurnas de la eritropoyesis, al igual que la respuesta en las situaciones de urgencia, como el sangrado o la hipoxia. En los órganos hematopoyéticos, el sitio de acción del factor renal de la eritropoyetina es la célula progenitora comprometida o unidades formadoras de colonias eritroides, que debe distinguirse de su antecesora la pluripotencial no comprometida sobre la cual no tiene efecto. Después del estímulo de la hormona, la célula se reproduce por medio de divisiones, que amplifican el estímulo inicial hasta 16 veces. Así, el estímulo aumenta el número de células que están en el proceso de maduración, disminuye el intervalo intermitótico y acelera la tasa de síntesis de la hemoglobina, además de aumentar la tasa de liberación de los eritrocitos, los cuales normalmente permanecen dos o tres días en la médula antes de su liberación, de manera que aparecen en la médula como reticulocitos y células grandes policrómicas (Luger, Shinder *et al.* 2003).

La proporción de anisocromia, anisocitosis y reticulositosis en sangre circulante es un índice de la tasa de actividad de la eritropoyetina. Sin embargo, la respuesta de la medula ósea está condicionada por su propia capacidad funcional, así como por la cantidad de hierro disponible. La producción de eritropoyetina está relacionada con la afinidad de la hemoglobina por el oxígeno. La afinidad de la hemoglobina por el oxígeno es afectada por la genética, la temperatura, el fosfato inorgánico y el pH (Luger, Shinder *et al.* 2003). Si se alcaliniza la sangre con $NaHCO_3$ (bicarbonato de sodio) se incrementa la afinidad y la captación de O_2 en los pulmones, pero se puede reducir la liberación en el tejido si el pH del tejido es bajo. La habilidad de la hemoglobina para recoger el oxígeno en los pulmones también es afectada por la concentración de oxígeno en los pulmones, la velocidad del flujo sanguíneo (tiempo de transito) y el grosor de la barrera aire/ hemoglobina (Luger, Shinder *et al.* 2003).

El incremento en el flujo sanguíneo puede ser un desencadenante fisiológico para el síndrome ascítico a causa de una sobrecarga de volumen y un incremento en el rendimiento cardiaco. La disminución del volumen sanguíneo puede reducir el síndrome ascítico pero la disminución del volumen plasmático incrementa la viscosidad de la sangre y puede incrementar el síndrome ascítico (Kluess, Stafford *et al.* 2012). El cloruro de sodio y el bicarbonato de sodio son las dos únicas soluciones salinas que cuando se inyecta lentamente por vía endovenosa aumentan el volumen extracelular. Este aumento provoca que la reabsorción de bicarbonato disminuya. Los cambios de reabsorción en relación con los cambios en el volumen extracelular suceden no solamente con el bicarbonato, sino también para los cloruros. La secreción de iones hidrógeno, por lo tanto, está en una función inversa del volumen extracelular. La concentración de hormonas suprarrenales modifica la reabsorción del bicarbonato (Julian 2000).

El frío disminuye el volumen sanguíneo e incrementa la viscosidad sanguínea debido a que el fluido está perdido dentro del tejido, el frío puede también aumentar el grosor o espesor de la barrera aire-hemoglobina y hace a los capilares más pequeños y más rígidos. La anemia incrementa el volumen sanguíneo y reduce la capacidad de transporte de oxígeno de la sangre, ambos aumentan el rendimiento cardiaco, así como también la policitemia incrementa el volumen y la viscosidad sanguínea. La falla cardiaca derecha conduce al incremento en el volumen sanguíneo (Baghbanzadeh and Decuypere 2008).

Límites fisiológicos del sistema respiratorio de las aves en la ascitis

La función primordial del sistema respiratorio en los vertebrados es el intercambio de gases y la distribución de oxígeno desde el medio ambiente hacia los tejidos y la remoción del bióxido de carbono de los tejidos (Cheitlin, Sokolow *et al.* 1993). En las aves, el sistema respiratorio también es crítico para la termorregulación que ocurre mediante la pérdida de agua y calor por evaporación. Generalmente, el sistema respiratorio sirve al resto del organismo mediante la liberación del oxígeno suficiente y la remoción del CO_2 para las demandas metabólicas (Powell 2003).

A medida de que aumenta la demanda de oxígeno, una variedad de respuestas respiratorias aseguran un adecuado aporte de oxígeno. Esto involucra a los pulmones, los mecanismos respiratorios, la circulación pulmonar, el transporte de oxígeno y bióxido de carbono en la sangre, el intercambio gaseoso entre los pulmones y los tejidos, y la coordinación de todos estos mecanismos por el sistema de control respiratorio.

Los movimientos respiratorios traen aire fresco dentro de los pulmones, y el corazón bombea la sangre pobre en oxígeno hacia los mismos. El oxígeno se difunde hacia la sangre en los pulmones, y esta sangre rica en oxígeno regresa al corazón vía circulación pulmonar. La sangre arterial es bombeada a los órganos y tejidos del cuerpo vía circulación sistémica. Por último, el oxígeno difunde fuera de los capilares sistémicos al metabolizarse en los tejidos y finalmente a la mitocondria dentro de las células. El dióxido de carbono se moviliza fuera de las células hacia el medioambiente siguiendo la misma vía través en dirección opuesta del oxígeno. Los pulmones de las aves están localizados dorsalmente en la cavidad torácico-abdominal de las aves, con invaginaciones de las protuberancias sobre la superficie dorsal del pulmón (Whittow 2000).

Conducción de las vías aéreas: En la mayoría de los casos, los bronquios primarios extra-pulmonares, localizados entre la laringe y los pulmones, son relativamente cortos. Los bronquios intra-pulmonares primarios viajan a través de lo largo del pulmón, entrando sobre el plano medioventral y saliendo al borde caudal del pulmón dentro del ostium del saco aéreo abdominal. Basados sobre su origen de los bronquios primarios Los bronquios secundarios pueden considerarse dentro de dos grupos funcionales. El grupo craneal, consiste de cuatro o cinco bronquios secundarios medioventrales, originados de los bronquios primarios intra pulmonares medioventrales. Estos bronquios secundarios craneales forman ramificaciones para formar una ventilación que cubre la superficie medioventral del pulmón. El grupo caudal consiste de 6 a 10 bronquios medio dorsales secundarios, los cuales también se ramifican para formar una ventilación sobre la superficie medio dorsal del pulmón. En la mayoría de las especies, un tercer grupo de bronquios secundarios incluye un número variable de bronquios latero ventrales, los cuales también se ramifican de las partes caudales de los bronquios primarios (Herenda and Franco 1996).

Los bronquios primarios y secundarios constituyen las vías aéreas debido a que no participan en el intercambio de gases. Los parabronquios son la unidad funcional de intercambio de gas en el pulmón de las aves. La mayoría de los parabronquios están organizados como una serie paralela de varios cientos de tubos que conectan a los bronquios secundarios medioventrales y medio dorsales. Tales parabronquios son llamados parabronquios paleopulmónicos y junto con los grupos craneales y caudales de bronquios secundarios compone él más simple diseño de ramificación bronquial en el pulmón del ave, los que pueden tener varios milímetros de longitud y entre 0.5 a 2.0 mm de diámetro, dependiendo del tamaño del ave (Whittow 2000).

Los parabronquios están separados unos de otros a lo largo de su longitud por un límite de tejido conectivo y grandes vasos sanguíneos pulmonares. El lumen parabronquial está delimitado por una malla de músculo liso. El atrio conduce hacia el infundíbulo y, finalmente, a los capilares aéreos, los cuales miden de 2 a 10μm de diámetro. Los capilares aéreos en el manto parabronquial, se entrelazan con una red similar de capilares pulmonares sanguíneos, en donde la interfase capilar aire-sangre es el sitio del intercambio gaseoso (Reece 2009). Los sacos aéreos son delgadas estructuras membranosas que se conectan a los bronquios primarios o secundarios y ellos comprenden la mayoría del volumen del sistema respiratorio. Los sacos aéreos están pobremente vascularizados por la circulación sistémica y no participan directamente en un significativo intercambio de gas pero actúan como un fuelle para ventilar a los pulmones. En la mayoría de las especies, existen nueve sacos aéreos los cuales pueden ser considerados en grupos funcionales craneales y caudales. El grupo craneal consiste en los sacos aéreos cervicales que son pares, el saco aéreo clavicular impar, y los sacos aéreos torácicos craneales que son pares. El grupo caudal consiste en los sacos aéreos caudales torácicos pares y los sacos aéreos abdominales que son pares. Los músculos respiratorios generan la fuerza (presión) para movilizar el aire en y fuera de los sacos y a través de los parabronquios del pulmón (Ludders and Reece 2004).

El pulmón es único órgano que recibe el rendimiento cardiaco completo. El orden "en serie" de las circulaciones sistémicas y pulmonares en aves y mamíferos significa que los pulmones reciben la misma cantidad de flujo sanguíneo que el total del resto del cuerpo. Sin embargo, la resistencia al flujo sanguíneo en los pulmones es baja, y esto permite una menor presión de perfusión que en la circulación sistémica, con la separación completa de los ventrículos derecho e izquierdo. Si las presiones son demasiado altas, entonces los capilares pulmonares pueden sufrir "falla por estrés", lo cual puede permitir a la sangre gotear dentro de los espacios aéreos del pulmón y ocasionar un perjudicado intercambio de gas (Gaine 2001).

En las aves, el volumen capilar sanguíneo pulmonar en los parabronquios del pulmón es esencialmente constante bajo todas las condiciones, lo cual contrasta con los alvéolos de los pulmones de los mamíferos que pueden incrementar el volumen capilar pulmonar por reclutamiento y distensión, cuando la presión de perfusión se incrementa.

Las presiones vasculares pulmonares, los rendimientos cardiacos, y por consiguiente estos son similares en aves y mamíferos en descanso. Sin embargo, la resistencia vascular pulmonar se incrementa en las aves respecto a los mamíferos con el aumento en el rendimiento cardiaco en las aves en comparación con los mamíferos. El reclutamiento y la distensión en los alvéolos pulmonares incrementan el área vascular seccional cruzada y disminuye el RVP, pero esto no puede ocurrir en el volumen constante de los parabronquios de los pulmones. Por ejemplo, duplicando el flujo sanguíneo a través de un pulmón de un pato doméstico casi se duplica el promedio de la presión arterial pulmonar pero no causa cambios en la resistencia calculada para ése pulmón y tampoco hay cambios en las dimensiones de los capilares (Gaine 2001).

Un mecanismo similar puede explicar también el incremento en la presión arterial pulmonar con hipoxia observada en aves. La estimulación hipoxica del rendimiento cardiaco causará hipertensión pulmonar si la resistencia vascular es constante.

Los cambios locales y regionales en la resistencia vascular son más importantes que la resistencia vascular pulmonar global para el intercambio respiratorio de gases. La hipoxia se ha mostrado al disminuir el flujo sanguíneo local de los parabronquios. El balance de fluidos en los pulmones, como en todos los órganos, depende del balance de las presiones osmóticas hidrostáticas y coloidales a través de los capilares y de la permeabilidad capilar. Aunque las presiones capilares son similares en las aves y los mamíferos, la presión coloido osmótica plasmática en las aves puede ser menos de la mitad que el valor de los mamíferos. Consecuentemente el efecto de la carga del volumen sobre la acumulación de agua extra vascular en el *intersticium* pulmonar es mayor en las aves que en los mamíferos. Esto sugiere que las aves debieran tener un sistema linfático particularmente bien desarrollado para proteger el volumen constante pulmonar de los parabronquios del edema intersticial y de los capilares aéreos (Powell 2003).

Sistema circulatorio y predisposición al síndrome ascítico

Para enfrentar las rigurosas demandas a las que son sometidas por el ambiente, las aves han desarrollado un sistema cardiovascular altamente evolucionado. Sus niveles de actividad, altos y sostenidos, crean demandas severas sobre la capacidad de transporte del sistema cardiovascular, necesario para proporcionar un aporte adecuado de oxígeno para el trabajo a través del lecho vascular y propiciar la remoción eficiente de los productos metabólicos. Además, las aves son organismos homeotermos y su sistema cardiovascular juega un papel importante para la regulación de la temperatura (Smith, West *et al.* 2000).

El corazón de las aves tiene dos atrios y ventrículos completamente divididos. Estas cámaras son equivalentes, desde el punto de vista funcional, a las del corazón de los mamíferos, y sirven para distribuir el gasto cardiaco hacia las circulaciones sistémica y pulmonar. *In vivo*, los atrios son cámaras redondeadas que se dilatan con sangre durante la diástole atrial. El atrio derecho tiende a ser mucho más grande que el izquierdo. La pared de los atrios y los ventrículos consiste de tres capas de adentro hacia fuera, denominadas endocardial, miocardial y epicardial (Jordan and Pattison 1996).

Las paredes de los atrios son generalmente delgadas aunque la musculatura de los atrios está ordenada en gruesos paquetes que formas arcos musculares. La arquitectura muscular de los ventrículos es más compleja que la de los atrios e incluye una capa superficial, músculos longitudinales del ventrículo derecho, y los músculos sinuespirales y bulbo espirales. (Yasuda 2004).

El ventrículo izquierdo tiene forma de cono y se extiende hacia el ápice del corazón. Su pared derecha forma el *septum* interventricular La pared libre del ventrículo derecho es continua con la porción exterior o externa de la pared del ventrículo izquierdo y cubre envuelve alrededor del lado derecho del corazón para rodear cercar una cavidad en forma de media luna la cual no alcanza o no se extiende el ápice o vértice del corazón. Las paredes musculares de los dos ventrículos están diferencialmente desarrolladas, la pared del ventrículo izquierdo es de dos a tres veces más gruesa que la del lado derecho. Además, el radio de la curvatura de la pared del ventrículo izquierdo es más pequeño que el derecho (Cotea and Cotea 2010).

Esto implica ambos una ventaja mecánica mayor para la generación de la presión en el ventrículo izquierdo que en el derecho y de acuerdo con la ley de LaPlace's, una tensión más pequeña en la pared para una presión ventricular izquierda dada se incrementa (Swynghedauw, Delcayre *et al.* 2010).

Por consiguiente, la contracción de las capas del miocardio de la gruesa pared del ventrículo izquierdo, con un radio pequeño, la habilita para generar presiones sistólicas cuatro a cinco veces más altas que las que son producidas por el ventrículo derecho sin romperse. El radio más grande de la curvatura y la delgada pared ventricular del ventrículo derecho refleja las bajas presiones sistólicas generadas por esta cámara, hecha posible por la baja resistencia vascular de los pulmones de las aves. Otra consecuencia de esta geometría es que se pueden hacer cambios relativamente grandes en el golpe de volumen por pequeños cambios en el grado de reducción o acortamiento de las fibras musculares del ventrículo derecho (Appleby, Mench et al. 2004).

La sangre que entra al ventrículo izquierdo del atrio izquierdo en la sístole atrial, pasa a través de un orificio protegido por una válvula atrio ventricular membranosa (VA). La válvula forma una membrana continua alrededor de la apertura. La válvula es tricúspide no bicúspide como en los mamíferos, pero en el corazón de las aves las cúspides de esta válvula se encuentran pobremente definidas. Las hojas sueltas anterior y posterior son pequeñas, la gran hoja medial está conectada a las bases de las cúspides no coronarias de la válvula de salida del flujo adyacente por tejido fibroso. El margen libre de la válvula está bien asegurada al endocardio ventricular izquierdo por numerosos cuerdas tendinosas (Frandson, Wilke et al. 2009). Este arreglo previene la destrucción durante la sístole ventricular. La sangre que pasa del atrio derecho al ventrículo derecho entra a través de un orificio protegido por una válvula atrio ventricular, que estructuralmente es único en las aves. En pronunciado contraste a la estructura fibrosa, característica de la válvula tricúspide de los mamíferos, en las aves la válvula atrio ventricular derecha consiste de un ala espiral simple del miocardio, unida oblicuamente a la pared libre del ventrículo derecho el ala espiral está fijada de lado a lado para una extensión descendente de la pared libre del atrio derecho. El componente de la válvula atrial se extiende hacia el ápice o cúspide del ventrículo por una distancia corta que la que hace o tiene la hoja ventricular derecha (Frandson, Wilke et al. 2009).

El flujo o la salida de la válvula pulmonar consisten de tres cúspides semilunares. Estas previenen la regurgitación de la arteria pulmonar dentro del ventrículo derecho. Las válvulas se abren en cuanto la presión cae por debajo de aquella del tronco pulmonar en la diástole ventricular. Existen también tres cúspides semilunares en la salida de la válvula aórtica, pero estas son mucho más rígidas que aquellas de la salida de la válvula pulmonar y están firmemente unidas subyacentes al miocardio. La sangre oxigenada destinada a proporcionar, abastecimiento al miocardio vía arterias coronarias derecha e izquierda entra a los senos aórticos ventrales derecho e izquierdo, los cuales están inmediatamente corriente abajo de las cúspides de la salida de la válvula aórtica. La mayoría de las aves tienen dos entradas a la circulación coronaria. En los pollos el seno ventral derecho conduce hacia adentro de la arteria coronaria derecha, la cual se divide inmediatamente en de una rama superficial y una profunda (Whittow 2000). La rama superficial sigue al surco (*sulcus coronario*) entre el ventrículo derecho y el atrio y abastece de sangre al músculo cardiaco de ambas cámaras. La gran rama profunda suminista o abastece a la pared ventral del ventrículo derecho, las paredes dorsales de ambos atrios, y la válvula muscular atrio ventricular derecha.

En la mayoría de las especies la arteria coronaria derecha es la dominante y también suministra al *septum* ventricular, al ápice o cúspide del corazón y mucho del miocardio ventricular izquierdo. No es raro que en los pollos que la arteria coronaria izquierda sea la dominante, en tal caso esta proporciona irrigación a casi todo el miocardio ventricular y al ápice del corazón (Reece 2009).

Cinco grupos de venas cardiacas, retornan la sangre venosa del miocardio hacia el atrio derecho por la vía del seno coronario. Generalmente, una reducción en el aporte de oxígeno, o un incremento en la demanda de oxígeno por parte del miocardio, resulta en incremento compensatorio en el flujo coronario. Estos factores entran en juego en animales que se encuentran a grandes altitudes (Swynghedauw, Delcayre *et al.* 2010).

A pesar de las similitudes en función o desempeño entre los dos sistemas, el sistema cardiovascular de las aves no es simplemente una réplica del de los mamíferos. Las aves tienen corazones más grandes, golpes de volumen mayores, tasas cardiacas más bajas, y más altos rendimientos cardiacos que los mamíferos que corresponden a su masa muscular. Además, en algunas especies la presión arterial promedio es más alta que las que se obtienen en los mamíferos de masa corporal comparable; El rendimiento cardiaco, el producto del golpe de volumen y tasa cardiaca, son particularmente interesantes porque son las principales determinantes de la tasa de reparto de oxígeno a los tejidos (Ludders and Reece 2004).

El corazón de las aves, como el de los mamíferos, es una bomba muscular flexible compuesta por cuatro cámaras que presuriza intermitentemente las arterias centrales, para inducir el flujo sanguíneo hacia el lecho capilar de las circulaciones sistémica y pulmonar. Funcionalmente, estos circuitos están conectados en serie, uno con otro, y la sangre debe regresar al corazón para ser presurizada antes de ingresar a cualquiera de los circuitos o recorridos (Whittow 2000).

El ventrículo derecho presuriza la circulación pulmonar, mientras que el izquierdo a la circulación sistémica. En cada caso, la presión diferencial entre la presión arterial media y venosa central, empuja al flujo sanguíneo (gasto cardiaco) a través de la resistencia al flujo ofrecida por los vasos sanguíneos más pequeños de la circulación. Los atrios derecho e izquierdo reciben la sangre de las venas centrales antes de que ésta entre a los ventrículos (Reece 2009).

Estas cámaras probablemente funcionan más como reservorios de sangre para sus ventrículos respectivos que como súper cargadores importantes para la presión ventricular. En cuanto a la resistencia periférica al flujo sanguíneo, ésta es inferior en el circuito pulmonar que en el sistémico, así que el ventrículo derecho requiere generar menor presión que el ventrículo izquierdo para producir proporcionalmente el mismo flujo sanguíneo. Esta diferencia en la presión ventricular requerida, se refleja en la anatomía total de los ventrículos, por ello, el miocardio del ventrículo derecho es más delgado que el del izquierdo (Frandson, Wilke *et al.* 2009).

En las aves, el corazón está localizado en la parte craneal de la cavidad común toracoabdominal, con su eje longitudinal situado ligeramente a la derecha de la línea media. Se encuentra envuelto por un saco pericardico fibroso, muy delgado pero resistente y se ve rodeado en parte, dorsal y lateralmente por los lóbulos del hígado (Herenda and Franco 1996).

El saco pericárdico contiene un pequeño volumen de fluido seroso que provee lubricación para el movimiento cardíaco rítmico durante su ciclo de contracción. El pericardio está sujeto firmemente a la superficie dorsal del esternón y al hígado, rodeando a los sacos aéreos. También está unido a la columna vertebral, mediante el peritoneo de las cavidades hepáticas. La membrana pericardica es relativamente poco distensible y por consiguiente puede resistir incrementos fuertes y rápidos en el tamaño cardiaco, causado por una sobrecarga de una cámara del corazón.

El tamaño varía entre los mamíferos y las aves. Al compararse con los mamíferos, las aves tienen un corazón significativamente más pesado. Además, a diferencia de los mamíferos, en los cuales la masa cardiaca es casi directamente proporcional a su masa corporal, significa que las aves de gran tamaño, tienen corazones proporcionalmente mucho más pequeños en relación a su masa corporal que las pequeñas (Smith, West *et al.* 2000).

II

Morfología de los vasos pulmonares

Para comprender la forma en que la morfología vascular pulmonar es modificada por la remodelación vascular causada por la hipertensión pulmonar, se debe tener conocimiento de cuál es su estructura en condiciones normales. Una de las principales funciones de la circulación pulmonar normal es el intercambio de gas. Para que los pulmones cumplan este propósito es necesaria la participación eficiente de la circulación pulmonar, que contribuye con una gran capacidad para el reclutamiento de vasos sanguíneos, ya que las paredes de las arterias pulmonares son delgadas en relación con su presión transmural. Además, la estructura de las arterias pulmonares altera de forma sistemática el conducto central y la resistencia periférica de los vasos. Las arterias proximales son de paredes delgadas respecto al diámetro de su lumen, y la capa muscular media está compuesta por muchas láminas elásticas separadas por capas de músculo liso (Hassoun, Mouthon *et al.* 2009).

La pared vascular pulmonar posee tres capas: una externa, que contiene fibroblastos; una capa media, compuesta por células de músculo liso, una o más láminas elásticas; y una capa íntima, caracterizada por tener una capa simple o sencilla de células endoteliales. Además, entre cada capa hay varios componentes de matriz extracelular que incluyen colágeno, elastina, fibronectina y proteoglicanos, los cuales están involucrados en una serie de funciones tales como la arquitectura del tejido, la resistencia a la tensión, y la migración y proliferación celular (Bishop 1995).

Conforme el diámetro de la luz arterial disminuye, las láminas elásticas se vuelven menos prominentes y son reemplazadas por músculo liso. Más allá de los bronquiolos terminales, las arterias se vuelven muscularizadas solo parcialmente a medida que la capa del músculo liso merma. Este segmento pre capilar del lecho vascular pulmonar es el sitio de la disminución de mayor presión a lo largo de la circulación pulmonar (de Mello 2004). Estos cambios en el tono o en la estructura de las arterias contribuyen en su mayoría a la resistencia vascular pulmonar, y conducen a grandes elevaciones en la presión arterial pulmonar (Davies and Reid 1991).

Los segmentos distales de las arteriolas pre capilares contienen una marcada capa endotelial, señalada por una lámina elástica simple. Se localizan dos tipos de células como de músculo liso en los segmentos más distales: 1) células intermedias que, a diferencia de las células del músculo liso se encuentran dentro de la lámina elástica interna y 2) los periocitos que se encuentran debajo del endotelio en los pequeños vasos precapilares que no poseen una lámina elástica (Jeffery and Morrell 2002). Esta morfología vascular se verá afectada por los cambios causados por la hipertensión pulmonar.

III

Patogénesis de la hipertensión pulmonar y la remodelación vascular

Probablemente debido a la gran reserva vascular de la circulación pulmonar, los individuos con formas severas de hipertensión pulmonar tienden a presentarla en las fases tardías de la enfermedad cuando el proceso de remodelación vascular ya está avanzado (Jeffery and Morrell 2002). Por lo tanto, todavía no se tienen una idea clara de la historia natural del desarrollo de la lesión. Excepto en casos inusuales, las apariencias patológicas de la morfología vascular en muestras de biopsia no son capaces de discriminar entre la mayoría de las causas subyacentes de la hipertensión pulmonar severa. Más bien, la apariencia patológica de la hipertensión pulmonar severa probablemente refleja el proceso final de una respuesta al daño en la circulación pulmonar (Jeffery and Morrell 2002).

En varios casos de hipertensión pulmonar, la remodelación vascular está caracterizada por el engrosamiento de las tres capas de la pared de los vasos pulmonares debido a la hipertrofia (crecimiento celular) o a la hiperplasia (proliferación celular) de uno o más tipos de células, así como también al incremento en la deposición de los componentes de la matriz extracelular (Meyrick 2001). La remodelación de la vasculatura pulmonar debida al engrosamiento de la media o la íntima, culmina en el estrechamiento del lumen del vaso que conduce al incremento en la resistencia, y por lo tanto, a la elevación de la presión de la arteria pulmonar. Además, como resultado del engrosamiento de la adventicia, el cumplimiento y la distensibilidad se reducen más contribuyendo al incremento de la presión y a los efectos dañinos de la función ventricular derecha (Jeffery and Morrell 2002).

Una característica común de todas las formas de remodelación pulmonar hipertensiva es la apariencia de una capa de músculo liso en las pequeñas arterias pulmonares, normalmente no musculares dentro del acinus respiratorio. El proceso celular de la muscularización de este segmento distal del árbol arterial pulmonar no está completamente comprendido. En los vasos pre capilares, las células intermedias dentro de la lámina elástica interna proliferan y se diferencian dentro de las células del músculo liso (Meyrick 2001). Se ha enfatizado particularmente que cuando la hipertensión pulmonar ocurre en asociación con hipoxia alveolar tal como en la enfermedad del pulmón por hipoxia o de residentes en grandes altitudes, la remodelación que se observa en las pequeñas arterias pulmonares es bastante diferente de aquella que se observa en otras formas de hipertensión pulmonar, y es característica de la hipertensión pulmonar inducida por hipoxia la producción de una capa de músculo liso acostada longitudinalmente dentro de la íntima de las pequeñas arterias pulmonares y la formación de tubos musculares internos (Hasleton and Flieder 2012).

En la mayoría de los vasos distales, los cuales carecen de una lámina elástica, (de la diferenciación de los periocitos, y el reclutamiento de los fibroblastos intersticiales desde el parénquima que rodea al pulmón, son los que probablemente contribuyen al proceso de muscularización (Jones, Capen et al. 2009). En las arterias pulmonares más muscularizadas, sujetas a una alta presión intraluminal secundaria a la vasoconstricción y a la remodelación en las pequeñas arterias periféricas, ocurre la proliferación y la hipertrofia del músculo liso medial, y deriva en una "corrección" en la reducción del diámetro del lumen de los vasos (Hislop, 2005). Las láminas elásticas nuevas se depositan entre las capas de los músculos, y el incremento de la deposición de colágeno de tipo 1 sirve para endurecer la pared del vaso. Además de los cambios en la media hay proliferación de fibroblastos en la capa adventicia, junto con la deposición de colágeno (Stenmark, Meyrick et al. 2009).

En la hipertensión pulmonar debida a la elevada presión del atrio izquierdo, se pueden observar cambios similares, aunque menos marcados en las arterias pulmonares. El mecanismo que conduce a una vascularización muscular excesiva en las arterias pulmonares proximales incluye la activación del daño endotelial conduciendo o derivando en la permeabilidad de algunos factores (Wagenvoort 1995). Por ejemplo, la activación de las elastasas interrumpe el desarrollo de la lámina elástica del vaso y promueve la proliferación e hipertrofia de las células activadas del músculo liso y de la deposición de la matriz extracelular (Yokochi, Maruyama *et al.* 1997).

Un sello característico de la hipertensión pulmonar severa (como por ejemplo la hipertensión pulmonar primaria o enfermedad congénita del corazón) es la formación de una capa de células y de matriz extracelular entre el endotelio y la lámina elástica interna, denominada neo íntima (Yi 2004). Esta importante lesión ocurre en las pequeñas y las grandes arterias y contribuye significativamente al incremento en la resistencia vascular. La formación de la neo íntima parece ser una respuesta no específica ni es común en el daño vascular y también se encuentra en la restenosis después de una angioplastía y la ateroesclerosis de las arterias coronarias en corazones trasplantados.

Los modelos animales comúnmente utilizados para el estudios de la hipertensión pulmonar, tal es el caso de ratas de laboratorio, que al provocarles hipoxia o utilizando monocrotalina, una toxina de origen vegetal que causa daño en las células endoteliales y subsecuentemente una infiltración mono nuclear masiva dentro de las regiones perivasculares de las arteriolas y las arterias musculares, no muestran formación de neo íntima. Sin embargo, cuando el daño vascular se combina con un elevado flujo inducido por pneumonectomía en ratas de laboratorio, éstas si desarrollan una neo íntima. Estas observaciones sugieren que el incremento en el flujo sanguíneo, tal como se observa en desviaciones o derivaciones congénitas izquierdas a derechas, es un importante estímulo hacia la formación de la neo íntima y a la progresión de la enfermedad (Okada, Tanaka *et al.* 1998).

Las células de la neo íntima no expresan los marcadores de las células endoteliales (Yi 2004) mientras que los miofibroblastos derivados de la neo íntima cultivados, pueden exhibir diferentes respuestas a factores de crecimiento que las células derivadas de la media, esto fue demostrado en un experimento realizado *in vitro* (Toshner and Morrell 2010).

Se desconoce el origen de las células de la neo íntima en la hipertensión pulmonar severa. Es posible que esas células surjan ya sea por trans-diferenciación de las células endoteliales, por migración de "las células endoteliales del tipo del músculo liso" desde la media, o por migración de los fibroblastos de la adventicia. En la circulación sistémica, cuando se utilizó en un experimento un pulso etiquetado de división de células con bromodeoxiuridina, la evidencia disponible sugiere que la proliferación de células derivadas de la media y adventicia de arterias dañadas migran al espacio sub endotelial (Okamoto, Couse *et al.* 2001)

En otro estudio, se encontró que los fibroblastos etiquetados o marcados de la adventicia transfectados establemente con un retrovirus LacZ fueron capaces de migrar desde la adventicia a la media y a la neo íntima (Li, Chen *et al.* 2000). Los estudios de la contribución de los fibroblastos de la adventicia y las células diferenciadas del músculo liso de la media para la formación de la neo íntima se han visto obstaculizados por la falta de marcadores específicos para poder diferenciar entre esas células (Stenmark, Fagan *et al.* 2006).

Otra forma característica de remodelación en la hipertensión pulmonar severa es la desorganización de las células endoteliales que conducen a la formación de las así llamadas lesiones plexiformes. Este crecimiento desorganizado de vasos nuevos se observa en el 80% de los casos de hipertensión pulmonar idiopática y en casos severos de hipertensión pulmonar secundaria. Éstas se observan típicamente derivadas de las arterias de 200 a 400 µm en los humanos, y se han reportado diferencias sutiles en el sitio de la lesión; las lesiones ocurren en las pequeñas arterias pulmonares en la hipertensión pulmonar primaria comparada con la hipertensión pulmonar secundaria a la enfermedad congénita del corazón (Atkinson, Stewart *et al.* 2002). Las células que integran a esas lesiones son canales endoteliales apoyados por un estroma que contiene proteínas de la matriz y alfa- SM actina que expresan los miofibroblastos (Yi, Kim *et al.* 2000). Las células endoteliales dentro de ese tipo de lesiones expresan marcadores de la angiogénesis tal como el factor de crecimiento vascular endotelial y sus receptores (Tuder, Chacon *et al.* 2001).

Existen estudios que muestran que las células que comprenden a las lesiones plexiformes en los casos de hipertensión pulmonar primaria son de origen monoclonal, mientras que las células en los casos de hipertensión pulmonar primaria son de origen policlonal (Cool, Stewart *et al.* 1999).

Aunque las lesiones por sí mismas probablemente sean irrelevantes desde el punto de vista hemodinámico, pueden representar más que simplemente el resultado de la elevación severa de las presiones intravasculares. Se ha sugerido que la proliferación endotelial observada en esas lesiones puede ser un marcador de una anormalidad fundamental endotelial en la hipertensión pulmonar primaria, jugando posiblemente un papel clave en la patogénesis de esta condición (Farkas, Gauldie *et al.* 2011).

IV

Participación las células endoteliales en la remodelación vascular

Aunque el endotelio ha sido considerado históricamente como una capa de células homogénea, existe una creciente apreciación de que presenta una rica diversidad en su estructura y función. La heterogeneidad es aparente entre las células endoteliales en diferentes órganos, en las células endoteliales a lo largo de un sencillo segmento vascular dentro de un órgano, y aquellas entre las células adyacentes inmediatas (Aird 2007). Las células endoteliales a lo largo del eje arterial-capilar-venoso muestran notables distinciones anatómicas (King, Hamil *et al.* 2004). Como un ejemplo, las células endoteliales de la arteria pulmonar residen en una gruesa membrana basal que separa la íntima desde las capas subyacentes del músculo liso, mientras que solo una delgada membrana basal separa las células endoteliales capilares de la interacción con los cercanos pneumonocitos de tipo 1. El endotelio de la arteria pulmonar interactúa con hasta seis tipos de células endoteliales adyacentes, mientras que las células endoteliales capilares solamente interactúan con un vecino de un solo tipo. Aunque estas células se alinean en dirección al flujo sanguíneo, el endotelio capilar no exhibe la alineación en tal flujo. No obstante estas y otras distinciones anatómicas han sido reconocidas por varios años, los mecanismos responsables del mantenimiento y las consecuencias funcionales de tal heterogeneidad han permanecido como un enigma (Stevens, Phan *et al.* 2008).

La infiltración con lectinas marcadas con fluoresecencia en la circulación pulmonar revela un borde distinto de aproximadamente 25 µm, en donde las células endoteliales de la arteria pulmonar cambian su fenotipo y se convierten en células endoteliales micro vasculares (capilares) (Stevens 2005). La lectina llamada *Helixpomatia* interactúa prominentemente con las células endoteliales de la arteria pulmonar, mientras que la lectina *Griffonias implicifolia* interactúa en primer lugar con las células endoteliales pulmonares micro vasculares. Los estudios funcionales realizados en la circulación intacta han demostrado que las células endoteliales capilares poseen una función de barrera altamente resistente cuando es comparada con la arteria pulmonar y las células endoteliales de la vena (Parker 2007). Por otra parte, los agonistas inflamatorios dirigen moderadamente al endotelio arterial, capilar y venoso a incrementar la permeabilidad, lo que resulta en la formación de un edema específico del sitio (Ishibashi, Hiasa *et al.* 2004).

Un ejemplo notable de esta heterogeneidad se observa cuando se utilizan dos agonistas moderados de calcio. La tapsigargina es un alcaloide que activa directamente la entrada del calcio a través del almacén operado por el ingreso de los canales de calcio. La aplicación de tapsigargina a la circulación pulmonar intacta incrementa la permeabilidad de las células endoteliales (Chetham, Babal *et al.* 1999), este incremento en la permeabilidad se debe a la formación en el intersticio celular únicamente en las células endoteliales arteriales extra alveolares y venosas (Wu, Cioffi *et al.* 2005).

Lo anterior ejemplifica lo poco que se sabe sobre los eventos celulares y moleculares que rigen el sitio-especifico de la función celular endotelial, y destaca la importancia de lograr una mejor comprensión de cómo distintas poblaciones de células endoteliales controlan la fisiología local y cómo los factores ambientales regionales restringidos impactan el fenotipo de las células endoteliales dentro de una localización vascular dada. Aunque existe un incremento en la apreciación para la diversidad funcional del endotelio a lo largo del axis arterial-capilar venoso, existe la heterogeneidad dentro de una población de células, y también dentro de células adyacentes.

En estudios realizados en donde las células endoteliales se siembran en densidades de una sola célula, se observa el crecimiento en el transcurso de dos semanas. La mayoría de las células endoteliales aorticas y umbilicales que se siembran en un ensayo clonogénico de una sola célula no se dividen (75%) y se considera endotelio diferenciado. Una pequeña proporción (25%) se divide, pero a diferentes grados, la mayoría frecuentemente incrementa de 500 a no más de 2000 células. Pocas células individuales ($\leq$ 3%) crecen a más de 10,000 células. Cuando estas células altamente proliferativas se re siembran a la densidad de una sola célula, tienen la capacidad de repoblar toda la jerarquía o grupo de células de crecimiento potencial. En contraste, las células de más lento crecimiento no pueden repoblar la jerarquía completa de los potenciales de crecimiento. De este modo, las células potencialmente proliferativas cumplen el criterio de células "progenitoras", debido a que se dividen a alta velocidad y son capaces de renovar la población celular completa. Por otra parte esas células progenitoras son angio-vasculogénicas y así cumplen con una característica importante, la definición de endotelio (Hristov and Weber 2008).

No todas las poblaciones de células endoteliales poseen el mismo número de progenitoras altamente proliferativas. Cerca del 50% de las células endoteliales microvasculares individuales pueden extenderse hasta formar grandes colonias de células, mientras que solo el 3% de las células endoteliales arteriales pulmonares exhiben tal profundidad proliferativa (Alvarez, Huang *et al.* 2008).

La resiembra de grandes colonias con el ensayo de una sola célula revela que las células con un potencial alto para proliferar pueden repoblar la jerarquía entera de células endoteliales de crecimiento potencial. De acuerdo con la idea de que las células potencialmente proliferativas son células progenitoras, quizás lo más interesante es que las células progenitoras derivadas de la arteria pulmonar y micro vasculares conservan ambos atributos endoteliales específicos y específicos del segmento, basados en ensayos funcionales y la expresión del antígeno de superficie. Se sugiere por lo tanto, que la microcirculación sea enriquecida con células progenitoras que están fenotípicamente relacionadas a su origen vascular.

Es importante identificar las bases moleculares de la proliferación del endotelio micro vascular del pulmón, ya que el estudio de las células endoteliales progenitoras puede ofrecer nuevas perspectivas en nuestra comprensión sobre el desarrollo, homeostasis, y reparación vascular, y la reparación después de una lesión. Actualmente no está claro si estas células que crecen rápidamente contribuyen a la enfermedad vascular, como en la lesión plexiforme en la hipertensión pulmonar, aunque se considera que existen células progenitoras residentes dentro de las poblaciones del endotelio, aún se sabe poco sobre estas células. Como por ejemplo ¿cuál es su papel en el desarrollo vascular, la homeostasis y la reparación después del daño vascular? ¿Qué rol juegan estas células en las enfermedades vasculares? Aún está por redefinirse nuestra comprensión sobre la biología celular endotelial, y se espera que tengamos resultados al respecto en los siguientes 10 años.

V
Procesos inflamatorios durante la hipertensión pulmonar

Los mecanismos inflamatorios parecen jugar un papel importante en algunos tipos de hipertensión pulmonar, incluyendo los casos inducidos por monocrotalina en aplicada a ratas y en la hipertensión arterial pulmonar de diversos orígenes en humanos que incluyen enfermedades del tejido conectivo e infecciones por virus de la inmunodeficiencia humana. Algunos pacientes con hipertensión arterial pulmonar severa asociada con lupus eritematoso sistémico han mejorado con terapia inmunosupresora, haciendo hincapié en la importancia de la inflamación en este subconjunto de pacientes. Los pacientes con hipertensión pulmonar arterial idiopática también tienen algunos trastornos inmunológicos hablando en favor de un posible papel de la inflamación en la fisiopatología de esta enfermedad (Perros, Dorfmuller *et al.* 2005).

De hecho, un subconjunto de pacientes con hipertensión pulmonar arterial presenta anticuerpos circulantes, que incluyen anticuerpos antinucleares, así como elevados niveles de citocinas inflamatorias IL-1, e IL-6.

La hipertensión arterial pulmonar es una complicación común de las condiciones inflamatorias sistémicas, tales como la esclerodermia y el lupus eritematoso sistémico. Las lesiones de la arteria pulmonar en los pulmones de los pacientes que sufren de enfermedades del tejido conectivo con hipertensión aislada, son frecuentemente similares a

41

aquellas encontradas en los pulmones que muestran hipertensión pulmonar primaria, incluyendo arteriopatía plexogénica. La semejanza en la anatomía patológica puede sugerir una fisiopatología idéntica (Dorfmuller, Perros *et al.* 2003). Se ha demostrado que, además de la hipertrofia de la media, la íntima, y lesiones en forma de "bulbo de cebolla", los pacientes con hipertensión pulmonar primaria desarrollan lesiones vasculares caracterizadas por la proliferación de canales sanguíneos, las denominadas lesiones plexiformes, las cuales son angioproliferativas, pero aún no se ha esclarecido qué es lo que conduce a esta angioproliferación. También se ha mostrado que en pacientes con hipertensión relacionada con la esclerodermia, las células mononucleares inflamatorias rodean los sitios vasculares de crecimiento plexiforme, pero no afectan los vasos o las estructuras extravasculares pulmonares (Cool, Voelkel *et al.* 2011).

En experimentos realizados *in vitro*, los resultados indican que los auto-anticuerpos (anticuerpo desarrollado por el sistema inmunitario que actúa directamente en contra de uno o más antígenos del propio individuo) en pacientes con enfermedades del tejido conectivo (anticuerpos anti U-1, anti doble cadena anticuerpos de ácido desoxirribonucleico, CTD por sus siglas en inglés) han mostrado inducir una sobre regulación de moléculas inmuno-reactivas, como la molécula de adhesión intercelular-1, la molecula-1 de adhesión endotelial leucocitaria y el complejo mayor de histocompatibilidad de clase II, en las células endoteliales de pulmones en humanos lo que sugiere que dicho proceso inmunitario/inflamatorio podría conducir a una vasculopatía pulmonar proliferativa e inflamatoria (Okawa-Takatsuji, Aotsuka *et al.* 2001).

Además, algunos estudios muestran una mejora significativa en la hipertensión pulmonar asociada con CTD después de una terapia inmunosupresora, sin embargo, esta observación clínica aún necesita confirmarse por medio de grandes estudios prospectivos (Sanchez, Sitbon *et al.* 2006).

Sería importante establecer nuevos modelos experimentales de hipertensión pulmonar arterial, para definir nuevas terapias dirigidas específicamente a trastornos inmunitarios (Kherbeck, Tamby *et al.* 2011).

La monocrotalina como desencadenante de la hipertensión pulmonar.

La monocrotalina, alcaloide origen vegetal que se utiliza para la inducción de la hipertensión pulmonar en animales de laboratorio, causa daño en las células endoteliales y subsecuentemente una infiltración mono nuclear masiva dentro de las regiones perivasculares de las arteriolas y las arterias musculares.

Los cambios patológicos en los pacientes que muestran hipertensión pulmonar arterial no conciernen a todo el árbol pulmonar arterial, sin embargo permanecen limitados a ciertos niveles de los vasos. Se han encontrado diferentes lesiones y características, como la hipertrofia medial aislada, fibrosis central de la íntima, trombosis *in situ*, arteritis pulmonar y lesiones plexiformes típicas, con una abundante proliferación de células endoteliales (Pietra, Capron *et al.* 2004) así como observado infiltrados inflamatorios perivasculares con macrófagos y linfocitos en el rango de lesiones oclusivas en la hipertensión pulmonar arterial, disfunción celular endotelial con una desregularización en la expresión de los mediadores vasoactivos, mitógenos y proinflamatorios, que pueden ser la causa de estos cambios (Lopes, Barreto *et al.* 2011).

Aunque las lesiones plexiformes típicas generalmente no se encuentran en la hipertensión pulmonar inducida por la monocrotalina, este método es utilizado como un modelo estándar para la investigación de la hipertensión pulmonar primaria en la cual, el sello característico en su fase severa, es la formación de lesiones plexiformes (Vaszar, Nishimura *et al.* 2004). La importancia de la inflamación en este modelo ha conducido a varios estudios que se enfocan al tratamiento inmunosupresor y anti-citocinas y por lo tanto, plantea la pregunta de cómo están involucradas las cascadas inflamatorias en la instalación y evolución de las lesiones de la hipertensión pulmonar arterial.

La participación de las quimiocinas en la hipertensión pulmonar.

Las quimiocinas son un grupo de pequeñas moléculas básicas, que regulan el tráfico celular de varios tipos de leucocitos a través de interacciones con un subconjunto de receptores asociados a proteínas. Se han identificado cerca de 40 quimiocinas en humanos, que actúan principalmente sobre los neutrófilos, los monocitos, los linfocitos y eosinófilos, y juegan un papel esencial en los mecanismos de defensa del huésped. Actualmente se ha hecho evidente que las quimiocinas juegan funciones fundamentales en el desarrollo, la homeostasis y la función del sistema inmune. Las quimiocinas tienen un amplio rango de efectos en muchos tipos de células más allá del sistema inmune que incluyen, por ejemplo, varias células del sistema nervioso central, o las células endoteliales (Zlotnik, Yoshie *et al.* 2006).

La identificación de los infiltrados de células inflamatorias perivasculares, compuestos por macrófagos, linfocitos T y B, han respaldado el concepto de que las células inflamatorias pueden jugar un papel en la hipertensión pulmonar arterial. La participación de los leucocitos, tales como los macrófagos y los linfocitos en lesiones complejas de hipertensión pulmonar primaria, fue inicialmente descrita por Tuder y colaboradores (Tuder, Groves *et al.* 1994) los primeros en identificar células inflamatorias perivasculares infiltradas que constan de linfocitos T y B en el rango de lesiones plexiformes en los pulmones de pacientes que muestran una severa hipertensión pulmonar primaria, y quienes con este hallazgo, apoyan la idea de que las células inflamatorias pueden jugar algún papel en la hipertensión pulmonar arterial. Estudios realizados confirman esta observación, destacando el posible rol de los infiltrados linfocíticos perivasculares. Este común denominador de la hipertensión pulmonar primaria e hipertensión arterial pulmonar asociada con enfermedades del tejido conectivo destaca un posible rol de la inflamación vascular en la hipertensión arterial pulmonar. Este patrón inflamatorio ha sido demostrado en lesiones plexiformes así como también en otras lesiones vasculares de hipertensión pulmonar arterial de pulmones afectados (Tuder, Groves *et al.* 1994; Dorfmuller, Perros *et al.* 2003).

Se ha evaluado el rol de reclutamiento de linfocitos por quimiocinas o citocinas quimiotácticas en la hipertensión pulmonar arterial. El tráfico de leucocitos implica una sucesión de acontecimientos, que incluyen la adhesión y extravasación, en respuesta a un gradiente quimiotáctico que puede implicar a las quimiocinas (Carr, Roth *et al.* 1994). Los estudios mencionados han tratado de analizar los mecanismos dependientes de las quimiocinas que conducen al reclutamiento de células inflamatorias en los pacientes que muestran hipertensión pulmonar arterial. La fractalcina es una quimiocina única ya que existe tanto en forma soluble como una proteína quimiotáctica, y en una membrana anclada que se forma como una molécula de adhesión celular en las células endoteliales (Hassoun, Mouthon *et al.* 2009).

El CX3RL1 es un receptor que es expresado por los monocitos, las células microgliales, las neuronas, las células asesinas naturales, los mastocitos, y subpoblaciones de linfocitos T. La fractalquina promueve al CX3CRL1 que expresa el reclutamiento de los leucocitos, pero, a diferencia de otras quimiocinas, ésta puede mediar la captura rápida, la adhesión de integrina independiente (la integrina es una proteína transmembrana que media la adhesión de las células a la matriz extracelular), y la activación de CX3CRL1 circulante + leucocitos bajo condiciones de presión sanguínea alta. Se ha mostrado un polimorfismo en CX3CRL1 con una reducción en el riesgo de la enfermedad arterial coronaria aguda lo que sugiere que la fractalcina juega un rol crítico en el reclutamiento de células T/ monocitos a la pared vascular (Schober 2008).

La quimiocina CCL5, regula la activación de las células T normales expresadas y secretadas es un importante quimio-atrayente para los monocitos y las células T, que constituyen la principal población celular dentro de los infiltrados perivasculares de la hipertensión pulmonar arterial. Esta quimiocina presumiblemente juega un papel clave en varios procesos arteriales inflamatorios. Asimismo, la antagonización exitosa de la quimiocina RANTES (regcélulas T ha sido demostrada en modelos animales de enfermedades inflamatorias. Esta quimiocina juega también un papel indirecto en la hipertensión pulmonar arterial a través de conversión de la endotelina-enzima-1, y la endotelina-1, factores derivados del endotelio con una potente acción vasocostrictora y mitógena.

Se ha encontrado nueva evidencia para la posible participación de la quimiocina RANTES en la evolución de la hipertensión pulmonar arterial. Los experimentos realizados sobre este tipo de pacientes y sobre los controles mostraron que 1) se detectó el RNAm de la quimiocina RANTES por medio de transcripción reversa- de la reacción de la cadena de transcripción polimerasa (RT-PCR), 2) el número de copias de RNAm de la quimiocina RANTES fue significativamente mayor en los pulmones de pacientes con hipertensión pulmonar arterial en comparación a los controles, 3) Las células endoteliales fueron la principal fuente de quimiocina RANTES, identificadas por hibridación *in situ* e inmunohistoquímica en muestras de pulmones (Dorfmuller, Perros *et al.* 2003).

VI

Cambios moleculares producidos durante la hipertensión pulmonar

La vasoconstricción pulmonar es un componente temprano del proceso pulmonar hipertensivo, y se ha relacionado con la alteración de la función o la expresión de los canales de potasio, así como también a la disfunción endotelial (Jeffery and Morrell 2002). La disfunción endotelial conduce a la producción crónicamente alterada de vasodilatadores tales como el óxido nítrico (NO por sus siglas en inglés) y la prostaciclina, junto con la prolongada sobreexpresión de vasoconstrictores tales como la Endotelina-1, la cual no solo afecta el tono vascular, sino que también promueve la remodelación vascular y por lo tanto representan blancos farmacológicos lógicos. Parece que, en última instancia, la mayoría de los estímulos que aumentan la vasoconstricción aguda, también causan proliferación celular.

Se pueden aprender lecciones importantes sobre la hipertensión pulmonar arterial y la comprensión del mecanismo de la hipertensión pulmonar por hipoxia, aunque la hipertensión pulmonar arterial también involucra la proliferación celular y anormalidades de la apoptosis (Archer and Rich 2000). La vasoconstricción pulmonar por hipoxia se desencadena cuando la hipoxia inhibe uno o más canales de potasio dependientes- del voltaje (Kv por sus siglas en inglés) en las células musculares lisas de las arterias de resistencia pulmonar. La despolarización resultante de la membrana aumenta la apertura de los canales de potasio dependientes del voltaje, elevando el calcio citosólico e iniciando la constricción.

El Kv 1.5 es regulado por disminución o regulación a la baja en las células musculares lisas en la arteria pulmonar en humanos con hipertensión pulmonar arterial y ambos, Kv 1.5 y Kv 2.1, son regulados a la baja o exhiben una disminución de la regulación en ratas con hipertensión pulmonar crónica inducida por hipoxia (Michelakis, McMurtry et al. 2002).

Los estudios de micromatrices han demostrado una disminución en la regulación en los genes de los canales Kv en pulmones con hipertensión pulmonar arterial (Geraci, Moore et al. 2001). La pérdida selectiva de esos canales Kv conduce a la despolarización de las células musculares lisas de la arteria pulmonar, el aumento en el calcio intracelular, y no queda claro si ambos, la vasoconstricción y la proliferación celular, anormalidades en los canales Kv, están genéticamente determinadas o adquiridas. Sin embargo, es claro que la dexflenfuramina y el aminorex, supresores del apetito inhiben directamente los Kv 1.5 y Kv 2.1 (Archer, Weir et al. 2010). Aumentando las vías Kv se debe causar una vasodilatación pulmonar y promover la regresión de la remodelación vascular. Las drogas como el dicloroacetato y el sildenafil pueden mejorar o aumentar la expresión y función de esos canales de potasio. La mayoría de los efectos hemodinamicos del NO están mediados por el monofosfato de guanosina cíclico (cGMP por sus siglas en inglés) que causa vasodilatación por medio de la activación de la proteína cinasa G, la cual fosforila y activa la gran conductividad por los canales de calcio- potasio, como uno de los varios mecanismos por los cuales disminuyen el calcio citosolico (Wang and Wang 2007).

La prostaciclina es un importante vasodilatador pulmonar endógeno. La prostaciclinasintasa se expresa en el endotelio vascular pulmonar y genera prostaciclina, que relaja las células musculares lisas de la arteria pulmonar e inhibe la agregación plaquetaria (Archer, Weir et al. 2010). La síntesis de prostaciclina está disminuida en las células endoteliales de pacientes con hipertensión pulmonar arterial. El análisis de los metabolitos urinarios de la prostaciclina muestran una disminución en la cantidad de la 6-ketoprostaglandina F1 excretada, un metabolito estable de la prostaciclina en pacientes con hipertensión pulmonar arterial idiopática (Humbert, Morrell et al. 2004).

Por otra parte, las células endoteliales pulmonares de pacientes con hipertensión pulmonar arterial se caracterizan por una reducción en la expresión de la prostaciclinasintasa, y la terapia con prostaciclina ha mostrado mejorar el estatus hemodinámico, clínico, y la supervivencia de los pacientes que muestran hipertensión pulmonar arterial severa (Tuder and Zaiman 2002).

En la hipertensión pulmonar clínica existe la evidencia de un deterioro en la producción de NO, vasodilatador endotelial, que ejerce acciones proliferativas sobre el músculo liso vascular. (Cremona, Higenbottam et al. 1999). El NO inhibe la síntesis de DNA y la proliferación celular de la arteria pulmonar. Ya sea que los nucleótidos cíclicos cGMP son mediadores de estos efectos, es incierto que la evidencia reciente sugiera que la acción antiproliferativa puede ser cGMP- independiente.

Sin embargo, el cGMP parece jugar un rol esencialmente protector en la circulación pulmonar, ya que los ratones transgénicos que sobre expresan el péptido natriurético atrial (ANP por sus siglas en inglés) están protegidos contra la hipertensión pulmonar (Klinger 2007), por el contrario, los ratones que carecen del receptor ANP tipo A (NPR-A) el cual es un receptor guanililciclasa, son más susceptibles a la hipertensión pulmonar inducida por hipoxia. Así mismo, los inhibidores de la hidrólisis de cGMP por medio de la fosfodiesterasa tipo 5 también pueden prevenir la remodelación vascular durante la hipoxia crónica (Baliga, Zhao et al. 2008). El NO puede inhibir también la producción de los factores de crecimiento que incluyen a la Endotelina-1 y el factor de crecimiento derivado de plaquetas (PDGF por sus siglas en inglés) de las células endoteliales pulmonares.

Además de su rol en el crecimiento celular, el NO también puede inducir la apoptosis de las células musculares lisas de la arteria pulmonar. Esto parece ser mediado por cGMP, y por la proteína cinasa G, ya que la sobre expresión de la proteína cinasa G en las células musculares lisas de la arteria pulmonar de las ratas conduce a un aumento en la apoptosis en respuesta al NO y al 8- bromo cGMP en comparación con células no transfectadas (Roberts, Chiche et al. 2000).

Por lo tanto, las alteraciones ya sea en la expresión o en la producción de NO, cGMP, o de la proteína cinasa, como se ha informado en los casos de hipertensión pulmonar, pudieran contribuir a una reducción en la apoptosis del músculo liso de la arteria pulmonar y entonces, cambiar el equilibrio homeostático de la remodelación vascular.

El péptido intestinal vasoactivo (VIP por sus siglas en inglés) es un neuropéptido formado por una cadena de 28 aminoácidos, que funciona primeramente como un neurotransmisor que actúa como un potente vasodilatador sistémico y pulmonar. Este también inhibe la proliferación de las células musculares lisas vasculares y disminuye la agregación plaquetaria. El VIP actúa a través de dos subtipos de receptores: péptido intestinal vasoactivo/adenilatociclasa hipofisaria péptido activador de los receptores 1 y 2 (VPAC por sus siglas en inglés) acoplados al adenilatociclasa que se expresa en la vasculatura pulmonar. La estimulación de los receptores VPAC conduce a la activación de los sistemas cAMP y cGMP (Petkov, Mosgoeller *et al.* 2003). Bajas concentraciones en el suero y la disminución de la inmunoreactividad se han mostrado en pacientes con hipertensión pulmonar arterial idiopática. Además, se demostró la alta expresión de los receptores VIP y la elevada actividad de unión al receptor específico en las células musculares lisas de la arteria pulmonar de hipertensión pulmonar arterial idiopática, lo cual refleja presumiblemente una deficiencia de VIP (Petkov, Gentscheva *et al.* 2006).

VII

El papel de la Endotelina-1 en la remodelación de los vasos sanguíneos

La Endotelina-1 es un poli péptido conformado por 21 aminoácidos, producido por las células endoteliales vasculares (ECs por sus siglas en inglés) y, tiene potentes propiedades vaso activas. La ET-1 es producto de la división de un precursor de 203 aminoácidos (pre pro-ET-1) para formar la pro-ET-1, la cual es entonces dividida por la enzima- 1 convertidora de Endotelina (ECE por sus siglas en inglés) a su forma funcional, la ET-1.

La ET-1 parece tener un papel establecido en la patogénesis de la hipertensión pulmonar. Los niveles de ET-1 circulante y en los pulmones se incrementan en animales y pacientes con hipertensión pulmonar de varias etiologías. La ET-1 liberada (80%) predominantemente desde el punto basolateral de las células endoteliales por la acción de la enzima ECE a pro-ET-1, es débilmente mitogénica para las células musculares lisas pulmonares en humanos. Sin embargo, cabe señalar que la mayor expresión de ET-1 se realiza en las células epiteliales, y sigue siendo posible que la liberación epitelial de ET-1 contribuya a la remodelación de los vasos vecinos (Langleben, Dupuis *et al.* 2006).

A la ET-1 se le considera como un pro mitógeno debido a que se observa un efecto sinérgico de crecimiento ante la presencia de otros factores de crecimiento. En los pulmones de humanos, la ET-1 estimula la proliferación de fibroblastos, y su efecto es probablemente mayor que el observado en las células musculares lisas de la arteria pulmonar (Peacock, Dawes *et al.* 1992). La producción de colágeno tipo V es inducida también por la endotelina en las células musculares lisas (Mansoor, Honda *et al.* 1995), y su acción mito génica sobre las células musculares lisas de la arteria pulmonar ocurre a través de los receptores sub tipos ET_A y ET_B, dependiendo de la localización anatómica de las células. Por ejemplo, los receptores ET_A median la mitogénesis en las células derivadas de la arteria pulmonar principal, mientras que en las arterias de resistencia pueden contribuir ambos tipos de receptores (Davie, Schermuly *et al.* 2009).

La proporción de receptores ET_B se incrementa a lo largo de las pequeñas arterias. A partir de modelos animales de hipertensión pulmonar, se sabe que los receptores ET_A y ET_B y el RNAm de la proteína se incrementan en las arterias pulmonares hipertensas y en los pulmones (Takahashi, Soma *et al.* 2001). En los pacientes con hipertensión pulmonar severa, se observa el aumento de la unión de la ET1 en las arterias pulmonares periféricas, sin cambios en los receptores ET_A y ET_b. La presencia de un receptor ET_B parece proteger a los ovinos contra la hipertensión pulmonar y en el modelo de hipoxia en ratas (Ivy, McMurtry *et al.* 2005), debido probablemente a su presencia en las células endoteliales en donde se acopla a la producción de NO y prostaciclina.

La estimulación de ET-1 de las células musculares lisas de la arteria pulmonar conduce a un rápido incremento del Ca^{2+} intracelular y la activación constante de la proteína cinasa C (Shimoda, Sylvester *et al.* 2000). Un hallazgo en las arterias pulmonares fetales sugiere que también está involucrada la producción de superóxido en la ruta de señalización de la ET-1. Los efectos reguladores de crecimiento de la ET-1 pueden ser también causados en parte por los efectos de los canales iónicos como los intercambiadores Na+/H+ y los canales de K+. La liberación de ET-1 a partir de las células endoteliales puede ser estimulada por una variedad de factores que incluyen a la angiotensina II y los factores de crecimiento transformante. (Lonchampt, Pinelis *et al.* 1991; Bonnet, Belus *et al.* 2001).

VIII
Factor de crecimiento transformante β y enfermedades del pulmón

El factor de crecimiento transformante β es un regulador general de las actividades celulares con múltiples efectos biológicos, cuya identificación ha permitido entender los mecanismos por los cuales las funciones celulares están reguladas en la salud y alteradas en la enfermedad. Las señales iniciadas por el factor de crecimiento transformante beta (TGF- β por sus iniciales en inglés) son uno de los eventos de más importancia que actualmente están bajo investigación, debido a que la superfamilia de los TGF-β controla un variado conjunto de repuestas celulares, que incluyen la proliferación celular, la diferenciación, la remodelación de la matriz extracelular, y el desarrollo embrionario. El TGF-β fue identificado como un producto de células transformadas por el virus de sarcoma murino; sin embargo, actualmente se sabe que es sintetizado por diferentes tipos celulares, incluyendo linfocitos, macrófagos, fibroblastos, miocitos, condrocitos, astrocitos, células epiteliales, células de riñón, células de placenta y plaquetas, así como por algunas células tumorales (Lyons and Moses 1990). A esta citocina se le denominó como el TGF-β por su función de inducir reversiblemente la transformación e inhibir la proliferación de fibroblastos normales, pero actualmente ha sido posible aislarla de fuentes como el glioblastoma humano y de médula ósea bovina (Ahmed, Oie *et al.* 2007).

Los miembros de la súper familia del TGF-β son reguladores multifuncionales de la proliferación y diferenciación de una amplia variedad de tipos celulares. Las isoformas TGF-β1, 2 y 3 comparten una alta homología de secuencia de aminoácidos, tienen distintos patrones de expresión, y sus funciones son mediadas por los mismos receptores. El TGF-β1 es el miembro de la familia más ampliamente estudiado y puede actuar como un mitógeno indirecto sobre células mesenquimales o como estimulador de la síntesis de proteínas de matriz extracelular. Sin embargo, es también un potente inhibidor de la proliferación de células epiteliales, endoteliales, linfoides y mieloides (Massague and Xi 2012) y su efecto inhibidor *in vitro* está ausente en muchas líneas celulares neoplásicas transformadas, incluyendo células de carcinoma epidermoide, de cáncer de mama y de carcinoma de pulmón, donde están alterados los mecanismos de regulación celular inducidos por el TGF-β1 (Masui, Wakefield *et al.* 1986).

Características estructurales y mecanismos de señalización de los TGF-β.

Existen varias isoformas del TGF-β designadas como TGF-β1, TGF-β2, TGF-β3, TGF-β4 y TGF-β5. Adicionalmente, se ha identificado un heterodímero del TGF-β1, en plaquetas porcinas. Las isoformas 1, 2, y 3 se encuentran codificadas en ciertos cromosomas humanos, mientras que las isoformas 4 y 5 se han identificado en aves y anfibios, respectivamente. El TGF-β1 y el TGF-β2 son sintetizados por muchos tipos celulares, mientras que el TGF-β3 es expresado por células mesenquimales (Barnard, Lyons *et al.* 1990). Existe una homología de 70% de aminoácidos entre los TGF-β1 y TGF-β2, y de 79% entre los TGF-β2 y TGF-β3. Las cinco isoformas del TGF-β son sintetizadas como proteínas precursoras inactivas y contienen nueve residuos de cisteínas en el extremo C- terminal (Massague 2012).

Se han identificado cinco diferentes tipos de receptores (R) para el TGF-β que incluyen: 1) Los receptores funcionales, como son el tipo I (TBRI), y el tipo II (TBRII). 2) Los receptores no funcionales que incluyen el tipo III (TBRIII), el tipo IV (TBRIV) y el tipo V (TBRV). Los receptores TBRI, TBRII, TBRIII, y TBRV son co-expresados en la mayoría de las células analizadas, con excepción de pocas líneas tumorales. El TBRIV se ha identificado en células pituitarias (Massague and Weis-Garcia 1996). Se ha demostrado que existe una correlación entre la ausencia de los receptores TBRI y TBRII, y la pérdida de las respuestas celulares inducidas por el TGF-β1. Existe una afinidad diferencial entre TGF-β1, TGF-β2 y TGF-β3, y la unión por los diferentes receptores. Por ejemplo, TBRI y TBRII se unen al TGF-β1 y al TGF-β3 con mayor afinidad que al TGF-β2. Sin embargo, no hay relación directa entre la afinidad de unión y el efecto biológico, ya que el TGF-β2 es equivalente al TGF-β1en la mayoría de las actividades biológicas. Los efectos de las isoformas del TGF-β están asociados a su disponibilidad, a la combinación de los tipos de receptores, y a la vía de señalización intracelular que inducen (Ogunjimi, Zeqiraj *et al.* 2012). Todas las células normales y la mayoría de las células neoplásicas tienen receptores en su superficie para el TGF-β1. Los receptores RI y RII son los responsables de los efectos biológicos de TGF-β1 en las células de mamíferos; sin embargo, los receptores RIII, constituidos por los betaglicanos y la endoglina, son también capaces de unirse a TGF-β1 (Wrana, Carcamo *et al.* 1992). Los betaglicanos se encuentran ampliamente distribuidos en células mesenquimales, epiteliales y neuronas; se unen a través de su región extracelular, poseen una región citoplásmica corta y una región intracelular que no participa en la transducción de señal. Se ha sugerido que el receptor TBRIII controla la disponibilidad del TGF-β1 en el microambiente extracelular local y regula su presentación activa a los receptores funcionales TBRI y TBRII. La endoglina es similar a los betaglicanos, particularmente en la región citoplásmica, y está presente en altos niveles en las células endoteliales. Los receptores TBRI, TBRII y betaglicanos se unen a los TGF-β1, 2 y 3, mientras que la endoglina se une a los TGF-β1 y β3 (Cheifetz, Bellon *et al.* 1992).

Los genes TGF-β son activados por transcripción mediante la acción promotora de las isoformas TGF-β con diferentes proteínas de unión nuclear. A partir del RNAm del TGF-β, cada isoforma es sintetizada inicialmente como una gran molécula precursora que contiene la forma madura del TGF-β en la región carboxi- terminal (Grande 1997). Esto es dividido y separado proteolíticamente como un homo dimero inactivo que contiene un péptido de latencia asociado.

El TGF-β latente es, entonces activado antes de la señalización del receptor. La activación puede ocurrir por medio de acidificación transitoria, alcalinización, proteasas (por ejemplo plasmina o catepsina), o sustancias que inducen el reordenamiento conformacional, como la trombospondina-1 (Murphy-Ullrich and Poczatek 2000).

Los mecanismos potenciales para la regulación de los TGF-β incluyen la regulación transcripcional de los genes TGF-β, la estabilidad del RNAm de los TGF-β, la traslación del RNAm, el almacenamiento de los TGF-β, la activación del TGF-β latente, y la inactivación del TGF-β por las proteínas circulantes y las macromoléculas de la matriz extracelular (Grande 1997).

La señalización intracelular del TGF-β ocurre vía de dos receptores serina-treonina-cinasa que actúan en secuencia. La forma activa del TGF-β liga a los receptores específicos del tipo II, que es seguido por el reclutamiento de los receptores de tipo I para formar complejos tetraméricos con el receptor tipo II (Massaous and Hata 1997).

Un paso importante en la activación del receptor es la fosforilación del complejo receptor tetramérico. Algunos de los sitios de fosforilación del receptor tipo II son importantes en la modulación de su actividad señalizadora con algunos sitios que se requieren para la activación del receptor, mientras que otros inhiben la señalización. La expresión de los receptores TGF-β representa otro mecanismo para la regulación de la actividad del TGF-β, además que receptores TGF-β adicionales tales como los betaglicanos, pueden jugar un papel en la intensificación de las respuestas celulares mediante la prevención de la degradación del TGF-β activo (Grande 1997).

La ruta intracelular de señalización corriente abajo para los receptores TGF-β está mediada por una familia de factores de transcripción, denominados proteínas Smad. La activación del receptor tipo I resulta en la fosforilacion de la ruta restringida Smad2 y Smad3, las cuales forman un complejo heteromérico con la Smad4. Los miembros de la familia TGF-β inducen las respuestas dependientes de la concentración que pueden deberse a la activación de promotores con diferentes afinidades para Smad que contienen complejos de factor de transcripción a lo largo de un gradiente de concentración de TGF-β (Heldin, Miyazono et al. 1997).

Las regiones de homología en las regiones Smad, son importantes para la modulación de la señalización intracelular. El dominio MHI juega un papel como un regulador negativo, interactuando con el dominio MH2 y de esta manera, evitan la formación heterómera entre las proteínas Smad. Los Smad6 y Smad7 funcionan como inhibidores de la señalización de lo TGF-β por la unión de los receptores tipo I, e interfieren con la fosforilacion 1 y 3. Como la expresión de los Smad inhibitorios es inducida por los TGF-β, pueden tener un papel de retroalimentación negativa en la transducción de señales (Piek, Heldin *et al.* 1999).

El papel del TGF-β en el desarrollo del pulmón.

La expresión del TGF-β durante la embriogénesis ha sido estudiada en detalle en el ratón. Los tres genes TGF-β1, β2 y β3 se expresan en niveles altos durante la morfogénesis normal del pulmón en ratones. El TGF-β1 se expresa tan temprano como al día 11 de gestación en el citoplasma del estroma, en las células epiteliales y en los conductos primordiales que constituyen los dos principales tipos de células en el desarrollo del pulmón. Esto parece jugar un papel central en la ramificación del pulmón y se incrementa en los días 14 y 15, cuando toma lugar la diferenciación de los ductos primordiales dentro de los ductos de los alveolos y bronquios.

El TGF-1 se localiza con varias proteínas de la matriz extracelular que incluyen al colágeno tipo I y III, expresadas en las interfaces epiteliales-mesenquimales en los tallos y hendiduras del desarrollo pulmonar (Heine, Muñoz *et al.* 1990). Se han encontrado transcripciones TGF-2 exclusivamente en el epitelio bronquiolar del endodermo, con la señal cada vez más fuerte en las últimas etapas del desarrollo. En el embrión, TGF-3 se expresa del día 12.5 al 15.5. Los transcriptos son visibles primero en el mesénquima de la tráquea, seguidos por la expresión en las células epiteliales del endodermo de los bronquiolos en crecimiento de las células epiteliales mesodérmicas que dan lugar a la pleura visceral (Schmid, Cox *et al.* 1994).

A nivel de los bronquios, las células epiteliales bronquiales tienen receptores de alta afinidad por TGF-β, el cual viene siendo el factor inductor primario para la diferenciación escamosa. La influencia del TGF-β sobre la morfogénesis en las partes más distales del pulmón parece ser ejercida predominantemente al afectar el desarrollo de las células tipo II como las células madre del epitelio alveolar completo y las únicas células divisorias con función morfo genética en la formación de los acinos pulmonares (Merkus, ten Have-Opbroek *et al.* 1996).

Algunos estudios han examinado el efecto de cantidades anormales de TGF-β en el desarrollo pulmonar al inhibir la morfogénesis de la ramificación en cultivos de pulmones embrionarios de ratón de forma dependiente de la concentración. Se ha demostrado que para el TGF-β1 se asocia con la supresión del prototipo- oncogen N-myc, expresado en las células epiteliales involucradas en la ramificación (Serra, Pelton *et al.* 1994). Además, estudios *in vivo* e *in vitro* con sobredosis de TGF-β1 en ratones resultaron en la interrupción de la diferenciación epitelial y la inhibición de las células Clara secretores de proteínas, fosfolípidos, y las proteínas surfactantes A, B y C (Atochina-Vasserman, Beers *et al.* 2010). La eliminación del gen TGF-β1 provoca un síndrome inflamatorio difuso con endotelialitis pulmonar y pneumonia intersticial dentro de las dos a tres semanas después del nacimiento. En una investigación realizada en ratones con una interrupción dirigida del gen TGF-β2 murieron al momento del nacimiento de falla respiratoria, sin embargo, los pulmones no aparecieron estructuralmente anormales. En contraste, los ratones mutantes nulos de TGF-β3, presentaron un fenotipo específico de pulmón neonatal letal caracterizado por un retraso en el desarrollo con hipoplasia alveolar, falta de formación de septos alveolares, y la disminución de la expresión de proteína surfactante C (Kaartinen, Voncken *et al.* 1995). La estrecha asociación entre el TGF-β y el desarrollo pulmonar en humanos se enfatiza con el caso de un neonato con aplasia acinar pulmonar con pulmones extremadamente hipoplásicos con una completa ausencia de ductos alveolares y alveolos. Además, los niveles de proteína de TGF-β1, TGF-β2, y ambos receptores tipo I y tipo II fueron significativamente más bajos que los controles normales El TGF-β1 y los transcritos del receptor tipo I también se redujeron, mientras que no se detectaron diferencias para el TGF-β3 (Chen, Gray *et al.* 1999).

Expresión del TGF- b en pulmones normales.

Pequeñas cantidades de RNAm y proteína TGF-β, así como también de los receptores tipo I y II, están presentes en el pulmón normal aún después de completarse el desarrollo pulmonar. Se ha obtenido RNAm de TGF-β1localizado en el epitelio bronquilar, las células de Clara, las células mesenquimales, el endotelio vascular, y las células alveolares, incluyendo a los macrófagos; el RNAm del TGF-β3 se encontró distribuido de manera similar pero no se detectó en el endotelio (Coker, Laurent *et al.* 2001). En contraste se han encontrado RNAm y proteína de las tres isoformas TGF-β expresadas solamente en las vías respiratorias proximales, pero no en los alveolos de las vías respiratorias distales; la expresión de la proteína TGF-β fue confinada al epitelio bronquiolar mientras que el RNAm se obtuvo en las células musculares lisas y los fibroblastos del tejido conectivo adyacente al epitelio. Adicionalmente, se obtuvo una elevada expresión de los tres transcriptos RNAm de los TGF-β en las células musculares lisas de los grandes vasos (Pelton, Saxena *et al.* 1991).

En los humanos, las células epiteliales de los bronquios contienen las mayores cantidades de la proteína TGF-β, con la señal más intensa en el polo apical de las células. La presencia de las isoformas TGF-β y sus receptores también ha sido demostrada en los macrófagos alveolares, células mesenquimales, en células musculares lisas vasculares y aéreas y en las glándulas bronquiales. Las células epiteliales de los alveolos contienen TGF-β2 y TGF-β3, y también se ha detectado TGF-β en el epitelio normal, mientras que también se ha reportado la presencia del TGF-β1 en el epitelio, solo en asociación con fibrosis (Khalil, O'Connor *et al.* 1996).

La presencia de TGF-β en el pulmón normal sugiere su participación en la regulación normal de los procesos fisiológicos para mantener la homeostasis pulmonar. Estos procesos incluyen la inmunomodulación local, la proliferación y diferenciación celular, así como el control de la reparación de los tejidos normales.

El papel del TGF-β en la patogénesis de enfermedades del pulmón.

Una característica común de muchas formas de enfermedades pulmonares es un proceso inflamatorio con una fase de daño en el tejido, seguida por una fase de reparación. El daño en el tejido pulmonar por efectos químicos, bacteriológicos, o inmunológicos conduce a una inducción de TGF-β que limita algunas de las reacciones inflamatorias y juega un papel clave en la mediación de la remodelación y reparación del tejido (Elssner, Jaumann *et al.* 2000). Si los procesos reparadores son desmesurados o no están adecuadamente localizados, se producirá la patología pulmonar con fibrosis, lo que está típicamente asociado con niveles incrementados de TGF-β y sus receptores, y se ha demostrado que una sobreexpresión de TGF-β resulta en fibrosis pulmonar severa (Farkas, Gauldie *et al.* 2011). Además, algunas otras citocinas, como el factor de necrosis tumoral α, el factor de crecimiento de queratinocitos, la angiotensina II, y la interleucina 10, pueden mostrar efectos profibróticos a través de la vía TGF-β (Arai, Abe *et al.* 2000). Se ha documentado que durante la remodelación tisular se presenta un incremento en los niveles de expresión del RNAm y de la proteína TGF-β, así como también del receptor II en algunas formas de enfermedad pulmonar aguda y crónica y también en enfermedades sistémicas que involucran al pulmón (Lecart, Cayabyab *et al.* 2000).

Mientras que en la mayoría de los estudios en pulmones de humanos se enfocan sobre el TGF-β1, el cual parece ser la isoforma predominante involucrada en la fibrosis pulmonar, también se han encontrado incrementos en las tres isoformas. Esto es consistente con los hallazgos en animales a los cuales se les indujo fibrosis pulmonar con bleomicina (Zhao and Shah 2000).

En algunos estudios, el TGF-β es un marcador de la actividad reparadora y remodeladora de los tejidos. En pacientes con sarcoidosis se encontraron incrementados los niveles de TGF-β1, solamente en los pacientes con una forma activa de la enfermedad asociada con alteraciones de la función pulmonar y que conduce a la fibrosis (Salez, Gosset *et al.* 1998). Los pacientes con fibrosis pulmonar tienen mayores niveles de TGF-β si es que estuvo presente una forma progresiva de la enfermedad.

En los neonatos prematuros, se han obtenido niveles mayores de TGF-β en el fluido de lavado bronquio alveolar en aquellos pacientes en los que se desarrolló la enfermedad pulmonar crónica (Lecart, Cayabyab *et al.* 2000), mientras que, en la fase temprana de daño tisular en niños en los cuales la enfermedad crónica pulmonar se desarrolla subsecuentemente y se caracteriza por intensas reacciones inflamatorias, la intensidad de la expresión TGF-β parece jugar un papel importante en el resultado a largo plazo mediante la determinación de la intensidad de la reparación y remodelación del tejido. Utilizando los datos de los efectos inhibidores de los niveles elevados en el desarrollo de los pulmones normales, se puede especular que la interferencia con el crecimiento y diferenciación del pulmón, así como el agravamiento de la deficiencia surfactante, pueden añadirse a la patogénesis de la enfermedad pulmonar en estos pacientes (Bartram and Speer 2004).

El TGF-β también ha sido implicado en la hipertensión pulmonar al jugar un papel en la remodelación vascular, ya que se han encontrado niveles elevados en la linfa en la fase inicial durante el desarrollo de la hipertensión pulmonar inducida en ovejas (Perkett 1995).

Algunas fuentes celulares de TGF-β parecen activarse durante la patogénesis del pulmón asociada con fibrosis. La importancia de esas fuentes puede variar a diferentes etapas del proceso de reparación y en diferentes formas de enfermedad pulmonar (Bartram and Speer 2004). Se han encontrado niveles elevados de TGF-β en las células epiteliales y en los macrófagos de las vías aéreas terminales y en alveolos, además de una densa deposición de tejido fibro conectivo en regiones sub epiteliales (Elssner, Jaumann *et al.* 2000). Mientras que en estadios tempranos, las plaquetas y las células epiteliales pueden ser un reservorio de TGF-β, se ha encontrado que los macrófagos alveolares son fuentes importantes del incremento en la producción y secreción de TGF-β durante esta fase temprana con los niveles máximos de TGF-β en algunas formas de enfermedad pulmonar crónica (Magnan, Frachon *et al.* 1994).

El incremento de TGF-β es un evento temprano en el proceso que conduce a la enfermedad pulmonar crónica. Precede a anormalidades en la función pulmonar debida a la remodelación del tejido y a cambios fibrolíticos detectables, aunque se ha encontrado que los niveles de TGF-β se correlaciona con la gravedad de las anormalidades de la función (Willems-Widyastuti, Alagappan *et al.* 2011). El transcurso de tiempo de la expresión de TGF-β durante la remodelación del tejido se ha estudiado en algunos modelos animales de fibrosis pulmonar. En ratas la ventilación a presiones extremadamente altas se asoció con un incremento en la expresión del RNAm del TGF-β1 después de 40 minutos de exposición (Imanaka, Shimaoka *et al.* 2001).

La inducción de fibrosis pulmonar por medio de la instilación de bleomicina vía intra traqueal o por medio de irradiación torácica en ratones resulta en un incremento de las tres isoformas TGF-β dentro de unas horas después del daño (Rube, Palm *et al.* 2008).

El TGF-β juega un papel en la morfogénesis y función normal del pulmón así como también en la patogénesis de enfermedades pulmonares asociadas a la fibrosis. El TGF-β se expresa en altos niveles durante el desarrollo normal del pulmón, y la expresión del TGF-β es particularmente importante en la morfogénesis de las ramificaciones y en la diferenciación celular epitelial con la maduración de la síntesis de surfactantes. El TGF-β también está involucrado en la reparación del tejido después del daño pulmonar. Los niveles elevados de TGF-β originan un aumento en la producción y disminución de la degradación de tejido conectivo juegan un papel clave en la mediación de la regulación del tejido fibroso en una variedad de enfermedades pulmonares.

IX

El pollo de engorda como modelo biológico en hipertensión pulmonar

Los pollos que son criados para obtener un rápido crecimiento y obtención de carne proporcionan un excelente modelo de hipertensión pulmonar arterial, que abarca muchos de los síntomas clásicos y un sistema genéticamente tratable para elucidar las causas subyacentes. Los pollos de engorda típicamente eclosionan con un peso de 40 g y pueden crecer hasta obtener un peso de 4 kg en 8 semanas, entonces en dos meses el peso corporal de los pollos de engorda se duplica y se reduplica casi siete veces. Si los humanos fueran capaces de crecer a esa misma velocidad, un bebé recién nacido de 3 kg pesaría 300 kg después de dos meses. El extremadamente rápido crecimiento de los pollos de engorda impone desafíos proporcionales al desarrollo inmaduro de sus sistemas pulmonar y cardiovascular, iniciando así una serie de "enfermedades metabólicas" que son atribuibles primeramente al rápido crecimiento más que a los agentes patógenos infecciosos (Wideman and Hamal 2011).

Aproximadamente el 3% de todos los pollos de engorda desarrollan una forma espontánea de hipertensión pulmonar arterial idiopática cuando son criados bajo condiciones que promueven un máximo crecimiento. El rápido crecimiento incurre en incrementos correspondientes en el gasto cardiaco que deben ser impulsados a través de los pulmones que permanecen esencialmente iso-volumétricos a través del ciclo respiratorio y que están limitados en volumen por las dimensiones de las costillas de la caja torácica dorsal. La vasculatura pulmonar de los pollos exhibe un bajo nivel de rendimiento y está totalmente llena de sangre en el gasto cardiaco normal (en descanso), aunque la situación en los mamíferos en la cual la vasculatura pulmonar es compatible y reclutable cuando el gasto cardiaco se incrementa (Wideman, Chapman *et al.* 2004). El volumen total del pulmón también se encuentra pobremente correlacionado con respecto a la masa corporal en los pollos, que crea una incipiente insuficiencia hemodinámica pulmonar que continúa siendo agravada por la actual selección genética para la acumulación continua del musculo y por lo tanto una alta demanda metabólica de oxígeno. Estas observaciones sirven como bases para la hipótesis de que la capacidad vascular pulmonar de los pollos de engorda es marginalmente adecuada para dar cabida al gasto cardiaco requerido para soportar el rápido crecimiento. La capacidad vascular pulmonar puede ser ampliamente definida para abarcar las limitaciones metabólicas relacionadas con el tono (grado de contracción) mantenido por los resistentes vasos primarios (arteriolas) así como las limitaciones anatómicas relacionadas con el cumplimiento y el volumen efectivo de los vasos sanguíneos (Wideman, Chapman *et al.* 2007). La evidencia abundante demuestra que los pollos con la más limitada capacidad vascular pulmonar desarrollan hipertensión pulmonar idiopática cuando el ventrículo derecho es forzado para desarrollar un excesivamente desarrollado PAP para impulsar el gasto cardiaco a través de sus pulmones.

Las lesiones plexiformes elevan la resistencia vascular pulmonar (PVR por sus siglas en inglés) debido a la oclusión progresiva de las arteriolas pulmonares hasta un 80% de los pacientes humanos con hipertensión arterial pulmonar idiopática (IPAH por sus siglas en inglés). Los pacientes con arteropatia plexo génica tienden a no responder a una terapia vasodilatadora y tienen un pobre pronóstico de sobrevivencia. Hace falta realizar más investigaciones para entender y tratar la arteriopatia plexo génica pero los avances se han obstaculizado por la ausencia del desarrollo espontaneo de las lesiones plexiformes en la gran mayoría de los modelos mamíferos de hipertensión arterial pulmonar (Abe, Toba *et al.* 2010).

Los pollos criados para la producción de carne proporcionan un excelente modelo de IPAH genéticamente provocada por los aumentos en PVR atribuibles en parte, a la serotonina. La serotonina es un potente vasoconstrictor y mitogeno conocida por estimular la producción de las células musculares lisas y vasculares endoteliales en los mamíferos, incluye a la IPAH ligada a anoréxinos serotoninérgicos que desencadenan la formación de lesiones plexiformes indistinguibles de aquellas observadas en otras formas de IPAH primaria. El mecanismo por el cual la serotonina y los anorexigenos contribuyen a la proliferación endotelial y la formación de lesiones plexiformes aún no se ha clarificado (Eddahibi and Adnot 2006).

El inicio de la IPAH en los pollos involucra claramente perturbaciones de la vasculaturaprecapilar (elevada resistencia de las arteriolas y remodelación vascular). A este respecto, aunque existen diferencias extremas entre los mamíferos y las aves respecto a la anatomía de los conductos aéreos, de los compartimientos de intercambio de gas y el proceso involucrado en la ventilación, no obstante la vasculatura pulmonar pre-capilar de los mamíferos y las aves exhiben notables o sorprendentes similitudes estructurales y funcionales. Más aun, existen claras similitudes cuando los lechos vasculares de los mamíferos y las aves y sus perfiles hemodinámicos se comparan durante la patogénesis de la IPAH. El pollo de engorda como modelo de IPAH constituye el único modelo animal que desarrolla la arteriopatia plexo génica espontanea. El corte progresivo e irreversible de la vasculatura pulmonar es un problema crítico asociado con la arteriopatia plexo génica en humanos que sufren de IPAH. Los estudios realizados se han enfocado sobre el desarrollo espontaneo de la arteriopatia plexo génica en pollos de rápido crecimiento criados bajo óptimas condiciones ambientales (no desafiándolos) (Wideman and Hamal 2011).

En estas circunstancias bastante benignas quizás se desarrollan relativamente pocas lesiones plexiformes debido a la Presión Arterial Pulmonar (PAP por sus siglas en inglés) y el esfuerzo cortante o tenciones de corte no son lo suficientemente elevados/ y o no se mantienen el tiempo suficiente. También es posible que la mayoría de los pollos sucumban demasiado rápido a la falla congestiva cardiaca derecha. El desarrollo de lesiones plexiformes poco después de la eclosión coincide con un periodo de rápido crecimiento pulmonar conjuntamente con los aumentos igualmente desafiantes en la masa corporal y en el rendimiento cardiaco. Las aves más jóvenes son más fáciles de mantener y pueden presentar una oportunidad para obtener una escalada de incidencia de lesiones y densidades en respuesta a retos medioambientales apropiados diseñados para desencadenar incrementos sostenidos en PAP. Son deseables las altas incidencias en lesiones si un modelo animal es útil para valorar tratamientos terapéuticos. Alternativamente, es evidente que el sistema inmune juega un papel importante en el desarrollo de la patogénesis del desarrollo de lesiones plexiformes. Las lesiones plexiformes pueden ser desencadenadas primeramente por el daño vascular y por las respuestas inmunológicas iníciales que las acompañan, y no por la elevada presión o el esfuerzo de corte (shear stress) *per se*. Identificando los procesos involucrados en la patogénesis de la IPAH y la arteriopatia plexo génica en el pollo de engorda como modelo es probable que proporcionen información clave que resulte ser relevante para la patogénesis de la arteriopatia plexo génica y la IPAH en los humanos (Wideman, Chapman *et al.* 2004).

X

Conclusiones

En los últimos años se han producido avances en la comprensión de la biopatología de la hipertensión pulmonar arterial, sin embargo, muchas preguntas importantes siguen sin respuesta. Dilucidar la patobiología de esta enfermedad sigue siendo fundamental para diseñar nuevas estrategias terapéuticas eficaces, y los modelos apropiados en animales son necesarios para lograr la tarea. Aunque el modelo monocrotalina en ratas para inducir la hipertensión pulmonar arterial ha contribuido a una mejor comprensión de la remodelación vascular en la hipertensión pulmonar, se cuestiona la validez de este modelo como un modelo pre clínico relevante de la HAP plexogénica grave (Gomez-Arroyo, Farkas *et al.* 2012). Por lo que la aportación de trabajos de investigación en pollos de engorda podría ser un modelo valido para la investigación de la hipertensión pulmonar debido a las características anatómicas y fisiológicas que presentan estos animales.

REFERENCIAS

Abe, K., M. Toba, et al. (2010). "Formation of plexiform lesions in experimental severe pulmonary arterial hypertension." *Circulation* **121**(25): 2747-2754.

Acar, N., P. H. Patterson, et al. (2001). "1. Appetite suppressant activity of supplemental dietary amino acids and subsequent compensatory growth of broilers." *Poult Sci* **80**(8): 1215-1222.

Ahmed, M. S., E. Oie, et al. (2007). "Induction of pulmonary connective tissue growth factor in heart failure is associated with pulmonary parenchymal and vascular remodeling." *Cardiovasc Res* **74**(2): 323-333.

Aird, W. C. (2007). "Phenotypic heterogeneity of the endothelium: I. Structure, function, and mechanisms." *Circ Res* **100**(2): 158-173.

Akhlaghi, A., M. J. Zamiri, et al. (2012). "Maternal hyperthyroidism is associated with a decreased incidence of cold-induced ascites in broiler chickens." *Poult Sci* **91**(5): 1165-1172.

Alvarez, D. F., L. Huang, et al. (2008). "Lung microvascular endothelium is enriched with progenitor cells that exhibit vasculogenic capacity." *Am J Physiol Lung Cell Mol Physiol* **294**(3): L419-430.

Ancel, A. and A. H. Visschedijk (1993). "Respiratory exchanges in the incubated egg of the domestic guinea fowl." *Respir Physiol* **91**(1): 31-42.

Anthony, N. B., J. M. Balog, *et al.* (1994). "Effect of a urease inhibitor and ceiling fans on ascites in broilers. 1. Environmental variability and incidence of ascites." *Poult Sci* **73**(6): 801-809.

Appleby, M. C., J. A. Mench, *et al.* (2004). *Poultry behaviour and welfare*, CABI.

Arai, T., K. Abe, *et al.* (2000). "Introduction of the interleukin-10 gene into mice inhibited bleomycin-induced lung injury in vivo." *Am J Physiol Lung Cell Mol Physiol* **278**(5): L914-922.

Archer, S. and S. Rich (2000). "Primary pulmonary hypertension: a vascular biology and translational research "Work in progress"." *Circulation* **102**(22): 2781-2791.

Archer, S. L., E. K. Weir, *et al.* (2010). "Basic science of pulmonary arterial hypertension for clinicians: new concepts and experimental therapies." *Circulation* **121**(18): 2045-2066.

Atkinson, C., S. Stewart, *et al.* (2002). "Primary pulmonary hypertension is associated with reduced pulmonary vascular expression of type II bone morphogenetic protein receptor." *Circulation* **105**(14): 1672-1678.

Atochina-Vasserman, E. N., M. F. Beers, *et al.* (2010). "Review: Chemical and structural modifications of pulmonary collectins and their functional consequences." *Innate Immun* **16**(3): 175-182.

Baghbanzadeh, A. and E. Decuypere (2008). "Ascites syndrome in broilers: physiological and nutritional perspectives." *Avian Pathol* **37**(2): 117-126.

Baliga, R. S., L. Zhao, *et al.* (2008). "Synergy between natriuretic peptides and phosphodiesterase 5 inhibitors ameliorates pulmonary arterial hypertension." *Am J Respir Crit Care Med* **178**(8): 861-869.

Barnard, J. A., R. M. Lyons, *et al.* (1990). "The cell biology of transforming growth factor beta." *Biochim Biophys Acta* **1032**(1): 79-87.

Bartram, U. and C. P. Speer (2004). "The role of transforming growth factor beta in lung development and disease." Chest 125(2): 754-765.

Beker, A., S. L. Vanhooser, et al. (2003). "Graded atmospheric oxygen level effects on performance and ascites incidence in broilers." Poult Sci 82(10): 1550-1553.

Bendheim, U., E. Berman, et al. (1992). "The effects of poor ventilation, low temperatures, type of feed and sex of bird on the development of ascites in broilers. production parameters." Avian Pathol 21(3): 383-388.

Bennett, C. D., H. L. Classen, et al. (2002). "Feeding broiler chickens wheat and barley diets containing whole, ground and pelleted grain." Poult Sci 81(7): 995-1003.

Bishop, J. E., Ed. (1995). The effect of mechanical forces on cell function: implications for pulmonary vascular remodeling due to hypertension.

Bloom, S. E. (1998). "Stress Responses in the Avian Early Embryo: Regulation by Pro- and Anti-Apoptotic Cell-Death Genes." Poultry and Avian Biology Reviews 9: 43-55.

Bonnet, S., A. Belus, et al. (2001). "Effect of chronic hypoxia on agonist-induced tone and calcium signaling in rat pulmonary artery." Am J Physiol Lung Cell Mol Physiol 281(1): L193-201.

Buys, N., E. Dewil, et al. (1998). "Different CO2 levels during incubation interact with hatching time and ascites susceptibility in two broiler lines selected for different growth rate." Avian Pathol 27(6): 605-612.

Carr, M. W., S. J. Roth, et al. (1994). "Monocyte chemoattractant protein 1 acts as a T-lymphocyte chemoattractant." Proc Natl Acad Sci U S A 91(9): 3652-3656.

Cisar, C. R., J. M. Balog, et al. (2003). "Sequence analysis of bone morphogenetic protein receptor type II mRNA from ascitic and nonascitic commercial broilers." Poult Sci 82(10): 1494-1499.

Closter, A. M., P. van As, et al. (2012). "Genetic correlation between heart ratio and body weight as a function of ascites frequency in broilers split up into sex and health status." Poult Sci 91(3): 556-564.

Coker, R. K., G. J. Laurent, et al. (2001). "Localisation of transforming growth factor beta1 and beta3 mRNA transcripts in normal and fibrotic human lung." Thorax 56(7): 549-556.

Cool, C. D., J. S. Stewart, et al. (1999). "Three-dimensional reconstruction of pulmonary arteries in plexiform pulmonary hypertension using cell-specific markers. Evidence for a dynamic and heterogeneous process of pulmonary endothelial cell growth." Am J Pathol 155(2): 411-419.

Cool, C. D., N. F. Voelkel, et al. (2011). "Viral infection and pulmonary hypertension: is there an association?" Expert Rev Respir Med 5(2): 207-216.

Cotea, C. V. and I. C. Cotea (2010). Atlas of histology, Editura Tehnopress.

Cremona, G., T. W. Higenbottam, et al. (1999). "Hemodynamic effects of basal and stimulated release of endogenous nitric oxide in isolated human lungs." Circulation 100(12): 1316-1321.

Currie, R. J. (1999). "Ascites in poultry: recent investigations." Avian Pathol 28(4): 313-326.

Chapman, M. E. and R. F. Wideman, Jr. (2002). "Hemodynamic responses of broiler pulmonary vasculature to intravenously infused serotonin." Poult Sci 81(2): 231-238.

Cheifetz, S., T. Bellon, et al. (1992). "Endoglin is a component of the transforming growth factor-beta receptor system in human endothelial cells." J Biol Chem 267(27): 19027-19030.

Cheitlin, M. D., M. Sokolow, et al. (1993). Cardiac Failure. Clinical Cardiology. A. a. Lange. Norwalk, Connecticut, Lange Medical Publishers.

Cheitlin, M. D., M. Sokolow, et al. (1993). Disease of the Pulmonary Circulation. Clinical Cardiology. A. a. Lange. Norwalk, Connecticut, Lange Medical Publishers.

Chen, L. M., B. Liu, et al. (2010). "IL-6, TNFalpha and TGFbeta promote nonapoptotic trophoblast deportation and subsequently causes endothelial cell activation." Placenta 31(1): 75-80.

Chen, M. F., K. D. Gray, et al. (1999). "Human pulmonary acinar aplasia: reduction of transforming growth factor-beta ligands and receptors." Pediatr Res 46(1): 61-70.

Chen, Y. G. and J. Massague (1999). "Smad1 recognition and activation by the ALK1 group of transforming growth factor-beta family receptors." J Biol Chem 274(6): 3672-3677.

Chetham, P. M., P. Babal, et al. (1999). "Segmental regulation of pulmonary vascular permeability by store-operated Ca2+ entry." Am J Physiol 276(1 Pt 1): L41-50.

Davie, N. J., R. T. Schermuly, et al. (2009). "The science of endothelin-1 and endothelin receptor antagonists in the management of pulmonary arterial hypertension: current understanding and future studies." Eur J Clin Invest 39 Suppl 2: 38-49.

Davies, P. and L. Reid (1991). "Hypoxic remodeling of the rat pulmonary arterial microcirculation assessed by microdissection." J Appl Physiol 71(5): 1886-1891.

De Basilio, V., M. Vilarino, et al. (2001). "Early age thermal conditioning and a dual feeding program for male broilers challenged by heat stress." Poult Sci 80(1): 29-36.

De Smit, L., V. Bruggeman, et al. (2008). "The effect of nonventilation during early incubation on the embryonic development of chicks of two commercial broiler strains differing in ascites susceptibility." Poult Sci 87(3): 551-560.

Decuypere, E., C. Vega, et al. (1994). "Increased sensitivity to triiodothyronine (T3) of broiler lines with a high susceptibility for ascites." Brit Poult Sci 35: 287-297.

Deeb, N., A. Shlosberg, et al. (2002). "Genotype-by-environment interaction with broiler genotypes differing in growth rate. 4. Association between responses to heat stress and to cold-induced ascites." Poult Sci 81(10): 1454-1462.

deMello, D. E. (2004). "Pulmonary pathology." Semin Neonatol 9(4): 311-329.

Diaz, G. J., R. J. Julian, et al. (1994). "Cobalt-induced polycythaemia causing right ventricular hypertrophy and ascites in meat-type chickens." Avian Pathol 23(1): 91-104.

Dorfmuller, P., F. Perros, et al. (2003). "Inflammation in pulmonary arterial hypertension." Eur Respir J 22(2): 358-363.

Dunnington, E. A., P. B. Siegel, et al. (1996). "Effects of Dietary Taurine on Growth and Escherichia Coli Resistance in Chickens." Poult Sci 75: 1330-1333.

Eddahibi, S. and S. Adnot (2006). "[Serotonin and pulmonary arterial hypertension]." Rev Mal Respir 23 Suppl 2: 4S45-44S51.

Ekanayake, S., S. S. Silva, et al. (2004). "The effect of increased sodium in feed on pulmonary hypertension-induced ascites and right ventricular failure in broiler chickens." Br Poult Sci 45 Suppl 1: S29-30.

Elssner, A., F. Jaumann, et al. (2000). "Elevated levels of interleukin-8 and transforming growth factor-beta in bronchoalveolar lavage fluid from patients with bronchiolitis obliterans syndrome: proinflammatory role of bronchial epithelial cells. Munich Lung Transplant Group." Transplantation 70(2): 362-367.

Farkas, L., J. Gauldie, et al. (2011). "Pulmonary hypertension and idiopathic pulmonary fibrosis: a tale of angiogenesis, apoptosis, and growth factors." Am J Respir Cell Mol Biol 45(1): 1-15.

Fedde, M. R. and R. F. Wideman, Jr. (1996). "Blood viscosity in broilers: influence on pulmonary hypertension syndrome." *Poult Sci* **75**(10): 1261-1267.

Frandson, R. D., W. L. Wilke, *et al.* (2009). *Anatomy and physiology of farm animals*, Wiley-Blackwell.

Gaine, S. P. (2001). "Disorders of the pulmonary circulation." *Essential Cardiology*: 683-689.

Geraci, M. W., M. Moore, *et al.* (2001). "Gene expression patterns in the lungs of patients with primary pulmonary hypertension: a gene microarray analysis." *Circ Res* **88**(6): 555-562.

Gomez-Arroyo, J. G., L. Farkas, *et al.* (2012). "The monocrotaline model of pulmonary hypertension in perspective." *Am J Physiol Lung Cell Mol Physiol* **302**(4): L363-369.

Grande, J. P. (1997). "Role of transforming growth factor-beta in tissue injury and repair." *Proc Soc Exp Biol Med* **214**(1): 27-40.

Hamal, K. R., R. F. Wideman, *et al.* (2010). "Differential expression of vasoactive mediators in microparticle-challenged lungs of chickens that differ in susceptibility to pulmonary arterial hypertension." *Am J Physiol Regul Integr Comp Physiol* **298**(1): R235-242.

Hampl, V. and J. Herget (2000). "Role of nitric oxide in the pathogenesis of chronic pulmonary hypertension." *Physiol Rev* **80**(4): 1337-1372.

Hasleton, P. and D. B. Flieder, Eds. (2012). *Spencer s Pathology of the Lung*. Cambridge, Mc graw Hill.

Hassanzadeh, M., M. H. Bozorgmerifard, *et al.* (2000). "Effect of intermittent lighting schedules during the natural scotoperiod on T(3)-induced ascites in broiler chickens." *Avian Pathol* **29**(5): 433-439.

Hassanzadeh, M., J. Buyse, *et al.* (2002). "Further evidence for the involvement of cardiac beta-adrenergic receptors in right ventricle hypertrophy and ascites in broiler chickens." *Avian Pathol* **31**(2): 177-181.

Hassoun, P. M., L. Mouthon, *et al.* (2009). "Inflammation, growth factors, and pulmonary vascular remodeling." *J Am Coll Cardiol* **54**(1 Suppl): S10-19.

Heine, U. I., E. F. Munoz, *et al.* (1990). "Colocalization of TGF-beta 1 and collagen I and III, fibronectin and glycosaminoglycans during lung branching morphogenesis." *Development* **109**(1): 29-36.

Heldin, C. H., K. Miyazono, *et al.* (1997). "TGF-beta signalling from cell membrane to nucleus through SMAD proteins." *Nature* **390**(6659): 465-471.

Herenda, D. C. and D. A. Franco (1996). *Poultry diseases and meat hygiene: a color atlas*, Iowa State University Press.

Hincke, M. T., Y. Nys, *et al.* (2012). "The eggshell: structure, composition and mineralization." *Front Biosci* **17**: 1266-1280.

Hislop, A. (2005). "Developmental biology of the pulmonary circulation." *Paediatr Respir Rev* **6**(1): 35-43.

Hristov, M. and C. Weber (2008). "Endothelial progenitor cells in vascular repair and remodeling." *Pharmacol Res* **58**(2): 148-151.

Humbert, M., N. W. Morrell, *et al.* (2004). "Cellular and molecular pathobiology of pulmonary arterial hypertension." *J Am Coll Cardiol* **43**(12 Suppl S): 13S-24S.

Imanaka, H., M. Shimaoka, *et al.* (2001). "Ventilator-induced lung injury is associated with neutrophil infiltration, macrophage activation, and TGF-beta 1 mRNA upregulation in rat lungs." *Anesth Analg* **92**(2): 428-436.

Ishibashi, M., K. Hiasa, *et al.* (2004). "Critical role of monocyte chemoattractant protein-1 receptor CCR2 on monocytes in hypertension-induced vascular inflammation and remodeling." *Circ Res* **94**(9): 1203-1210.

Ivy, D. D., I. F. McMurtry, *et al.* (2005). "Development of occlusive neointimal lesions in distal pulmonary arteries of endothelin B receptor-deficient rats: a new model of severe pulmonary arterial hypertension." *Circulation* **111**(22): 2988-2996.

Jeffery, T. K. and N. W. Morrell (2002). "Molecular and cellular basis of pulmonary vascular remodeling in pulmonary hypertension." *Prog Cardiovasc Dis* **45**(3): 173-202.

Jones, R., D. E. Capen, *et al.* (2009). "VEGFR2+PDGFRbeta+ circulating precursor cells participate in capillary restoration after hyperoxia acute lung injury (HALI)." *J Cell Mol Med* **13**(9B): 3720-3729.

Jordan, F. T. W. and M. Pattison (1996). Cardiovascular Disease. *Poultry Diseases*. F. T. W. Jordan and M. Pattison. London, Philadelphia, Toronto, Sydney, Tokyo, W.B. Saunders Company Ltd: 363-373.

Julian, R. J. (2000). "Physiological, Management and Enviromental Triggers of the Ascites Syndrome: a Review." *Avian Pathology* **29**: 519-527.

Julian, R. J. and M. Goryo (1990). "Pulmonary aspergillosis causing right ventricular failure and ascites in meat-type chickens." *Avian Pathol* **19**(4): 643-654.

Kaartinen, V., J. W. Voncken, *et al.* (1995). "Abnormal lung development and cleft palate in mice lacking TGF-beta 3 indicates defects of epithelial-mesenchymal interaction." *Nat Genet* **11**(4): 415-421.

Khalil, N., R. N. O'Connor, *et al.* (1996). "TGF-beta 1, but not TGF-beta 2 or TGF-beta 3, is differentially present in epithelial cells of advanced pulmonary fibrosis: an immunohistochemical study." *Am J Respir Cell Mol Biol* **14**(2): 131-138.

Kherbeck, N., M. C. Tamby, et al. (2011). "The Role of Inflammation and Autoimmunity in the Pathophysiology of Pulmonary Arterial Hypertension." Clin Rev Allergy Immunol.

King, J., T. Hamil, et al. (2004). "Structural and functional characteristics of lung macro- and microvascular endothelial cell phenotypes." Microvasc Res 67(2): 139-151.

Klinger, J. R. (2007). "The nitric oxide/cGMP signaling pathway in pulmonary hypertension." Clin Chest Med 28(1): 143-167, ix.

Kluess, H. A., J. Stafford, et al. (2012). "Intrapulmonary arteries respond to serotonin and adenosine triphosphate in broiler chickens susceptible to idiopathic pulmonary arterial hypertension." Poult Sci 91(6): 1432-1440.

Langleben, D., J. Dupuis, et al. (2006). "Etiology-specific endothelin-1 clearance in human precapillary pulmonary hypertension." Chest 129(3): 689-695.

Lecart, C., R. Cayabyab, et al. (2000). "Bioactive transforming growth factor-beta in the lungs of extremely low birthweight neonates predicts the need for home oxygen supplementation." Biol Neonate 77(4): 217-223.

Lemarie, C. A., P. L. Tharaux, et al. (2010). "Extracellular matrix alterations in hypertensive vascular remodeling." J Mol Cell Cardiol 48(3): 433-439.

Li, G., S. J. Chen, et al. (2000). "Direct in vivo evidence demonstrating neointimal migration of adventitial fibroblasts after balloon injury of rat carotid arteries." Circulation 101(12): 1362-1365.

Lonchampt, M. O., S. Pinelis, et al. (1991). "Proliferation and Na+/ H+ exchange activation by endothelin in vascular smooth muscle cells." Am J Hypertens 4(9): 776-779.

Lopes, A. A., A. C. Barreto, et al. (2011). "Plasma von Willebrand factor as a predictor of survival in pulmonary arterial hypertension associated with congenital heart disease." *Braz J Med Biol Res* **44**(12): 1269-1275.

Lorenzoni, A. G., N. B. Anthony, *et al.* (2008). "Transpulmonary pressure gradient verifies pulmonary hypertension is initiated by increased arterial resistance in broilers." *Poult Sci* **87**(1): 125-132.

Lubritz, D. L., J. L. Smith, *et al.* (1995). "Heritability of ascites and the ratio of right to total ventricle weight in broiler breeder male lines." *Poult Sci* **74**(7): 1237-1241.

Ludders, J. and W. Reece (2004). "Respiration in birds." *Dukes' physiology of domestic animals*(Ed. 12): 149-161.

Luger, D., D. Shinder, *et al.* (2003). "Erythropoiesis regulation during the development of ascites syndrome in broiler chickens: a possible role of corticosterone." *J Anim Sci* **81**(3): 784-790.

Luger, D., D. Shinder, *et al.* (2002). "Hyper- or hypothyroidism: its association with the development of ascites syndrome in fast-growing chickens." *Gen Comp Endocrinol* **127**(3): 293-299.

Lyons, R. M. and H. L. Moses (1990). "Transforming growth factors and the regulation of cell proliferation." *Eur J Biochem* **187**(3): 467-473.

Magnan, A., I. Frachon, *et al.* (1994). "Transforming growth factor beta in normal human lung: preferential location in bronchial epithelial cells." *Thorax* **49**(8): 789-792.

Malan, D. D., C. W. Scheele, *et al.* (2003). "Metabolic rate and its relationship with ascites in chicken genotypes." *Br Poult Sci* **44**(2): 309-315.

Mansoor, A. M., M. Honda, *et al.* (1995). "Endothelin induced collagen remodeling in experimental pulmonary hypertension." *Biochem Biophys Res Commun* **215**(3): 981-986.

Massague, J. (2012). "TGF-beta signaling in development and disease." *FEBS Lett* **586**(14): 1833.

Massague, J. and F. Weis-Garcia (1996). "Serine/threonine kinase receptors: mediators of transforming growth factor beta family signals." *Cancer Surv* **27**: 41-64.

Massague, J. and Q. Xi (2012). "TGF-beta control of stem cell differentiation genes." *FEBS Lett* **586**(14): 1953-1958.

Massaous, J. and A. Hata (1997). "TGF-beta signalling through the Smad pathway." *Trends Cell Biol* **7**(5): 187-192.

Masui, T., L. M. Wakefield, *et al.* (1986). "Type beta transforming growth factor is the primary differentiation-inducing serum factor for normal human bronchial epithelial cells." *Proc Natl Acad Sci U S A* **83**(8): 2438-2442.

Maxwell, M. H., I. A. Alexander, *et al.* (1995). "Identification of tissue hypoxia in the livers of ascitic and hypoxia-induced broilers using trypan blue." *Br Poult Sci* **36**(5): 791-798.

Merkus, P. J., A. A. ten Have-Opbroek, *et al.* (1996). "Human lung growth: a review." *Pediatr Pulmonol* **21**(6): 383-397.

Meyrick, B. (2001). "The pathology of pulmonary artery hypertension." *Clin Chest Med* **22**(3): 393-404, vii.

Michelakis, E. D., M. S. McMurtry, *et al.* (2002). "Dichloroacetate, a metabolic modulator, prevents and reverses chronic hypoxic pulmonary hypertension in rats: role of increased expression and activity of voltage-gated potassium channels." *Circulation* **105**(2): 244-250.

Mirsalimi, S. M., R. J. Julian, *et al.* (1993). "Effect of hypobaric hypoxia on slow- and fast-growing chickens fed diets with high and low protein levels." *Avian Dis* **37**(3): 660-667.

Mirsalimi, S. M., P. J. O'Brien, *et al.* (1992). "Changes in erythrocyte deformability in NaCl-induced right-sided cardiac failure in broiler chickens." *Am J Vet Res* **53**(12): 2359-2363.

Murphy-Ullrich, J. E. and M. Poczatek (2000). "Activation of latent TGF-beta by thrombospondin-1: mechanisms and physiology." *Cytokine Growth Factor Rev* **11**(1-2): 59-69.

Odom, T. W., L. M. Rosenbaum, *et al.* (1992). "Evaluation of vectorelectrocardiographic analysis of young broiler chickens as a predictive index for susceptibility to ascites syndrome." *Avian Dis* **36**(1): 78-83.

Odom, T. W., L. M. Rosenbaum, *et al.* (1995). "Experimental reduction of eggshell conductance during incubation. I. effect on the susceptibility to ascites syndrome." *Avian Dis* **39**(4): 821-829.

Ogunjimi, A. A., E. Zeqiraj, *et al.* (2012). "Structural basis for specificity of TGFbeta family receptor small molecule inhibitors." *Cell Signal* **24**(2): 476-483.

Okada, K., Y. Tanaka, *et al.* (1998). "Hemodynamics modulate pulmonary artery response to injury." *Chest* **114**(1 Suppl): 7S-8S.

Okamoto, E., T. Couse, *et al.* (2001). "Perivascular inflammation after balloon angioplasty of porcine coronary arteries." *Circulation* **104**(18): 2228-2235.

Okawa-Takatsuji, M., S. Aotsuka, *et al.* (2001). "Endothelial cell-binding activity of anti-U1-ribonucleoprotein antibodies in patients with connective tissue diseases." *Clin Exp Immunol* **126**(2): 345-354.

Olkowski, A. A., J. A. Abbott, *et al.* (2005). "Pathogenesis of ascites in broilers raised at low altitude: aetiological considerations based on echocardiographic findings." *J Vet Med A Physiol Pathol Clin Med* **52**(4): 166-171.

Owen, R. L., R. F. Wideman, Jr., *et al.* (1995). "Physiologic and electrocardiographic changes occurring in broilers reared at simulated high altitude." *Avian Dis* **39**(1): 108-115.

Parker, J. C. (2007). "Hydraulic conductance of lung endothelial phenotypes and Starling safety factors against edema." *Am J Physiol Lung Cell Mol Physiol* **292**(2): L378-380.

Peacock, A. J., K. E. Dawes, *et al.* (1992). "Endothelin-1 and endothelin-3 induce chemotaxis and replication of pulmonary artery fibroblasts." *Am J Respir Cell Mol Biol* **7**(5): 492-499.

Pelton, R. W., B. Saxena, *et al.* (1991). "Immunohistochemical localization of TGF beta 1, TGF beta 2, and TGF beta 3 in the mouse embryo: expression patterns suggest multiple roles during embryonic development." *J Cell Biol* **115**(4): 1091-1105.

Perkett, E. A. (1995). "Role of growth factors in lung repair and diseases." *Curr Opin Pediatr* **7**(3): 242-249.

Perros, F., P. Dorfmuller, *et al.* (2005). "Current insights on the pathogenesis of pulmonary arterial hypertension." *Semin Respir Crit Care Med* **26**(4): 355-364.

Petkov, V., T. Gentscheva, *et al.* (2006). "The vasoactive intestinal peptide receptor turnover in pulmonary arteries indicates an important role for VIP in the rat lung circulation." *Ann N Y Acad Sci* **1070**: 481-483.

Petkov, V., W. Mosgoeller, *et al.* (2003). "Vasoactive intestinal peptide as a new drug for treatment of primary pulmonary hypertension." *J Clin Invest* **111**(9): 1339-1346.

Piek, E., C. H. Heldin, *et al.* (1999). "Specificity, diversity, and regulation in TGF-beta superfamily signaling." *FASEB J* **13**(15): 2105-2124.

Pietra, G. G., F. Capron, *et al.* (2004). "Pathologic assessment of vasculopathies in pulmonary hypertension." *J Am Coll Cardiol* **43**(12 Suppl S): 25S-32S.

Powell, F. L. (2003). "Functional genomics and the comparative physiology of hypoxia." *Annual review of physiology* **65**(1): 203-230.

Reece, W. O. (2009). *Functional anatomy and physiology of domestic animals*, Wiley-Blackwell.

Roberts, J. D., Jr., J. D. Chiche, *et al.* (2000). "Nitric oxide inhalation decreases pulmonary artery remodeling in the injured lungs of rat pups." *Circ Res* **87**(2): 140-145.

Rube, C. E., J. Palm, *et al.* (2008). "Cytokine plasma levels: reliable predictors for radiation pneumonitis?" *PLoS One* **3**(8): e2898.

Salez, F., P. Gosset, *et al.* (1998). "Transforming growth factor-beta1 in sarcoidosis." *Eur Respir J* **12**(4): 913-919.

Sanchez, O., O. Sitbon, *et al.* (2006). "Immunosuppressive therapy in connective tissue diseases-associated pulmonary arterial hypertension." *Chest* **130**(1): 182-189.

Schmid, P., D. Cox, *et al.* (1994). "Expression of TGF-beta s and TGF-beta type II receptor mRNAs in mouse folliculogenesis: stored maternal TGF-beta 2 message in oocytes." *Biochem Biophys Res Commun* **201**(2): 649-656.

Schober, A. (2008). "Chemokines in vascular dysfunction and remodeling." *Arterioscler Thromb Vasc Biol* **28**(11): 1950-1959.

Serra, R., R. W. Pelton, *et al.* (1994). "TGF beta 1 inhibits branching morphogenesis and N-myc expression in lung bud organ cultures." *Development* **120**(8): 2153-2161.

Shimoda, L. A., J. T. Sylvester, *et al.* (2000). "Mobilization of intracellular Ca(2+) by endothelin-1 in rat intrapulmonary arterial smooth muscle cells." *Am J Physiol Lung Cell Mol Physiol* **278**(1): L157-164.

Shlosberg, A., G. Pano, *et al.* (1992). "Prophylactic and therapeutic treatment of ascites in broiler chickens." *Br Poult Sci* **33**(1): 141-148.

Smith, F. M., N. H. West, *et al.* (2000). The Cardiovascular Sistem. *Sturkie's Avian Physiology*. A. Press: 141-231.

Squires, E. J. and R. J. Julian (2001). "The effect of dietary chloride and bicarbonate on blood pH, haematological variables, pulmonary hypertension and ascites in broiler chickens." *Br Poult Sci* **42**(2): 207-212.

Stedman, N. L. and T. P. Brown (2002). "Cardiomyopathy in broiler chickens congenitally infected with avian leukosis virus subgroup J." *Vet Pathol* **39**(1): 161-164.

Stenmark, K. R., K. A. Fagan, *et al.* (2006). "Hypoxia-induced pulmonary vascular remodeling: cellular and molecular mechanisms." *Circ Res* **99**(7): 675-691.

Stenmark, K. R., B. Meyrick, *et al.* (2009). "Animal models of pulmonary arterial hypertension: the hope for etiological discovery and pharmacological cure." *Am J Physiol Lung Cell Mol Physiol* **297**(6): L1013-1032.

Stevens, T. (2005). "Molecular and cellular determinants of lung endothelial cell heterogeneity." *Chest* **128**(6 Suppl): 558S-564S.

Stevens, T., S. Phan, *et al.* (2008). "Lung vascular cell heterogeneity: endothelium, smooth muscle, and fibroblasts." *Proc Am Thorac Soc* **5**(7): 783-791.

Swynghedauw, B., C. Delcayre, *et al.* (2010). "Molecular mechanisms in evolutionary cardiology failure." *Ann N Y Acad Sci* **1188**(1): 58-67.

Takahashi, H., S. Soma, *et al.* (2001). "Upregulation of ET-1 and its receptors and remodeling in small pulmonary veins under hypoxic conditions." *Am J Physiol Lung Cell Mol Physiol* **280**(6): L1104-1114.

Tankson, J. D., J. P. Thaxton, *et al.* (2002). "Biochemical and immunological changes in chickens experiencing pulmonary hypertension syndrome caused by Enterococcus faecalis." *Poult Sci* **81**(12): 1826-1831.

Toshner, M. and N. W. Morrell (2010). "Endothelial progenitor cells in pulmonary hypertension - dawn of cell-based therapy?" *Int J Clin Pract Suppl*(165): 7-12.

Tuder, R. M., M. Chacon, *et al.* (2001). "Expression of angiogenesis-related molecules in plexiform lesions in severe pulmonary hypertension: evidence for a process of disordered angiogenesis." *J Pathol* **195**(3): 367-374.

Tuder, R. M., B. Groves, *et al.* (1994). "Exuberant endothelial cell growth and element of inflammation are present in plexiform lesions of pulmonary hypertension." *Am J Pathol* **144**: 275-228

Tuder, R. M. and A. L. Zaiman (2002). "Prostacyclin analogs as the brakes for pulmonary artery smooth muscle cell proliferation: is it sufficient to treat severe pulmonary hypertension?" *Am J Respir Cell Mol Biol* **26**(2): 171-174.

Vaszar, L. T., T. Nishimura, *et al.* (2004). "Longitudinal transcriptional analysis of developing neointimal vascular occlusion and pulmonary hypertension in rats." *Physiol Genomics* **17**(2): 150-156.

Villar-Patino, G., A. Diaz-Cruz, *et al.* (2002). "Effects of dietary supplementation with vitamin C or vitamin E on cardiac lipid peroxidation and growth performance in broilers at risk of developing ascites syndrome." *Am J Vet Res* **63**(5): 673-676.

Wagenvoort, C. A. (1995). "Pathology of pulmonary thromboembolism." *Chest* **107**(1 Suppl): 10S-17S.

Wang, J. and C. Wang (2007). "[Calcium and stored-operated Ca2+ channels in pulmonary vascular remodeling]." *Zhonghua Jie He He Hu Xi Za Zhi* **30**(10): 784-786.

Whittow, G. C. (2000). *Sturkie's avian physiology*, Academic Press San Diego.

Wideman, R. F., M. E. Chapman, et al. (2007). "An inadequate pulmonary vascular capacity and susceptibility to pulmonary arterial hypertension in broilers." Poult Sci 86(5): 984-998.

Wideman, R. F., M. E. Chapman, et al. (2004). "Immune modulation of the pulmonary hypertensive response to bacterial lipopolysaccharide (endotoxin) in broilers." Poult Sci 83(4): 624-637.

Wideman, R. F., Jr. and K. R. Hamal (2011). "Idiopathic pulmonary arterial hypertension: an avian model for plexogenic arteriopathy and serotonergic vasoconstriction." J Pharmacol Toxicol Methods 63(3): 283-295.

Wideman, R. F., Jr., P. Maynard, et al. (1999). "Venous blood pressure in broilers during acute inhalation of five percent carbon dioxide or unilateral pulmonary artery occlusion." Poult Sci 78(10): 1443-1451.

Willems-Widyastuti, A., V. K. Alagappan, et al. (2011). "Transforming growth factor-beta 1 induces angiogenesis in vitro via VEGF production in human airway smooth muscle cells." Indian J Biochem Biophys 48(4): 262-269.

Wrana, J. L., J. Carcamo, et al. (1992). "The type II TGF-beta receptor signals diverse responses in cooperation with the type I receptor." Cold Spring Harb Symp Quant Biol 57: 81-86.

Wu, S., E. A. Cioffi, et al. (2005). "Essential role of a Ca2+-selective, store-operated current (ISOC) in endothelial cell permeability: determinants of the vascular leak site." Circ Res 96(8): 856-863.

Yasuda, M. (2004). The anatomical atlas of gallus, Univ of Tokyo Pr.

Yersin, A. G., W. E. Huff, et al. (1992). "Changes in hematological, blood gas, and serum biochemical variables in broilers during exposure to simulated high altitude." Avian Dis 36(2): 189-196.

Yi, E. S. (2004). "Tumors of the pulmonary vasculature." *Cardiol Clin* **22**(3): 431-440, vi-vii.

Yi, E. S., H. Kim, *et al.* (2000). "Distribution of obstructive intimal lesions and their cellular phenotypes in chronic pulmonary hypertension. A morphometric and immunohistochemical study." *Am J Respir Crit Care Med* **162**(4 Pt 1): 1577-1586.

Yokochi, A., J. Maruyama, *et al.* (1997). "[Management of pulmonary circulation: mechanism of action of vasoactive substances]." *Masui* **46 Suppl**: S36-41.

Yokoyama, U., S. Minamisawa, *et al.* (2010). "Regulation of vascular tone and remodeling of the ductus arteriosus." *J Smooth Muscle Res* **46**(2): 77-87.

Zhao, Y. and D. U. Shah (2000). "Expression of transforming growth factor-beta type I and type II receptors is altered in rat lungs undergoing bleomycin-induced pulmonary fibrosis." *Exp Mol Pathol* **69**(2): 67-78.

Zlotnik, A., O. Yoshie, *et al.* (2006). "The chemokine and chemokine receptor superfamilies and their molecular evolution." *Genome Biol* **7**(12): 243.